朝日新書
Asahi Shinsho 960

50代うつよけレッスン

和田秀樹

朝日新聞出版

はじめに

50代は変革期

「50代になったら、めっきり体力が衰えてきたよ」

「このところ、いろんなことが億劫《おっくう》になってしまって……」

40代後半から50代にかけては、こんな嘆きの声があちこちから聞こえてきます。先日もこの年代の男性から「最近よく眠れない」「憂うつ感が続く」と相談を受けました。

実は40代から50代にかけて、人の体は大きく変化していきます。

40代からは前頭葉が萎縮《いしゅく》し始める、セロトニンなどの脳内伝達物質が減少するなど、脳の老化現象も始まります。
また、男性はテストステロン（男性ホルモン）が、女性はエストロゲン（女性ホルモン）が減少していき、どちらも中性化していきます。それにともなって疲労感や倦怠感、抑うつ症状、のぼせ、冷え、多汗、動悸などのいわゆる「更年期障害」が生じる人もいます。

更年期障害は女性特有のものと思われがちですが、そんなことはありません。
女性ホルモンが50歳前後から急激に減少するのに比べて、男性ホルモンは20代から生涯にわたってゆるやかに減少していくため、体力や気力の衰えを感じていても、更年期障害という自覚を持つ中高年男性は少ないかもしれません。ただ疲れているだけ、あるいはストレスや年齢のせいだと思い込み、忙しさにかまけてそのままにしている人も多いようです。

でも、「寝ても疲れが取れない」「朝起きられない」「食欲がない」「仕事へのモチベーションがなくなり、出社するのが辛《つら》い」などという症状を頻繁に感じるようになったら、やはり注意が必要です。

更年期障害や「うつ病」の可能性もありますから、そのまま放っておくと、うつ症状が悪化してしまうこともあります。

体の変化だけでなく、環境も大きく変化していくのが50代です。

会社勤めをしている人なら管理職に就いていたり部下を抱えていたりする人も多く、責任の重さからストレスが溜まりやすい年代です。

そして、それが50代半ばから後半になってくると、60代の定年を前に多くの会社員が役職定年を迎えたり、収入が下がってきたりして、自分の出世の限界が見えてきます。これまで会社のために身を捧げて忙しく働いてきた人がこのような変化を迎えることで、仕事のモチベーションや生きる目的を見失い、気力や自信が失われてしまうこともあります。

さらに親世代の介護や死別などがきっかけで、うつ症状を感じ始める人もいます。

このように、体にも環境にも大きな変化を感じやすい50代というのは、人生100年時代のターニングポイント。自分の老いが見えてきて、成人から老人へ向かう時期です。人生後半への入り口であり、まさに**「老いの思春期」**とも言えますが、この時期をどう過ごすかによって、後半生を苦しい日々にするのか、それとも新しい自分を探して楽しく生きるのかが決まってくるのです。

「今を変える」意識改革

私は高齢者専門の精神科医として、これまで30年以上、うつ病の人や認知症の人を診てきました。

また、抗加齢医学の国際的権威であるクロード・ショーシャ博士に師事して10年以上アンチエイジングを学び、80代、90代、あるいは100歳を超えても年齢を感じさせずにアクティブに生きている人たちを見てきました。

そんな私が実感しているのは、年をとればとるほど「心身相関」が強く現れるということです。心の調子が悪くなれば体の調子も悪くなり、体の調子が悪くなれば心の調子も悪くなる、というように、精神的なストレスが免疫機能を低下させ、さまざまな身体疾患を招くことは知られていますが、高齢者になるほどその傾向が顕著になるのです。

だからこそ、高齢世代の入り口である50代から心の調子を良くしておくこと、つまり「うつ未満」の予防、「うつよけ」の準備をしておくことが重要です。

もちろん、うつ病になった場合は、きちんと心療内科や精神科で治療を受けることが大切です。序章でも詳しく述べますが、うつ病には生物学的要因も影響しますから、専門医に診てもらう必要があります。

しかし、普段の過ごし方も重要です。私が長い間、うつ症状で苦しんでいる人と、いくつになっても活力や若々しさを保っている人を見てきて実感しているのは、世の中には**「うつ病になりにくい考え方」**や**「うつ病になりにくい生活習慣」「うつ病になりにくい行動」**があるということです。

たとえば、仕事でちょっとでも失敗をしたときに「自分はダメな人間なんだ」と思い込みやすい人は、その思い込みによって、すぐに自信を失ってしまいます。そのため、その後も本来の実力を発揮することができず、また失敗する可能性が高くなります。それを繰り返しているうちに「やっぱり自分はダメな人間だ」とますます自分を追い込んでいくことになります。

うつ病になる人というのは、そのように日頃からうつになりやすい思考パターンや物ごとの捉え方をしているわけです。

持って生まれた性格というのは、もちろんすぐには変えられません。しかし、考え方や物ごとの捉え方は変えられます。

また、過去も変えられませんが、変えられるのは今の自分の考え方であり、毎日の過ごし方であり、これからの行動なのです。

これらは、人生を変えるための意識改革と言ってもいいかもしれません。

人は何歳からでも変われる

今や人生100年の時代です。

体内で老化が始まっているとはいえ、50代はまだまだ先が長いのです。この時期から老け込んでいるわけにはいきません。

前頭葉は放っておくと、どんどん老化していきます。前頭葉の老化が進む前に60代からのプランを立てておかないと、いざ60代になってから「この先の人生どうしようか」などと考えても、若い頃のように、すぐに良いアイデアは出てきません。

また、定年後は会社や仕事の付き合いがなくなり、人間関係が狭くなりがちです。日々の刺激もなく、孤独や不安を感じやすくなり、こうした環境が老化をますます進めてしまいます。

ですから、40代、50代から先のことを考えて準備しておき、普段から前頭葉を老化させないことが重要です。

年をとってから認知症になることを恐れている人は多いと思いますが、精神科医から言わせていただくと、それ以上に気をつけなければいけないのが、うつ病なのです。長い間、真面目に努力を積み上げてきた人が、やっとゆっくりできると思った晩年にうつ病になり、毎日鬱々《うつうつ》と苦しみながら人生を終える。これでは生き地獄です。晩年の日々を楽しく過ごせるかどうかは、今から思考法や生活様式を変えて、うつ病をいかに防ぐかにかかっていると言っても過言ではありません。

でも、こういう話をすると、決まって「そんなの自分には無理です」と言う人がいます。自分自身を変えることなんてできないと思い込んでいるのです。

いいえ、人は誰でも、何歳からでも変われます。

私は医師の仕事をしながら、夢だった映画制作を47歳から始めました。当然、お金もかかりますし、気苦労もたくさんあります。今も63歳という年齢で人に頭を下げなければいけない局面も多々あります。それでいて、まだまだ自分の思い通りになっているとは言えません。

それでもストレスはまったく感じていませんし、何よりも大きなやりがいと手応えを得て、毎日ワクワクしながら過ごしています。

残りの人生を苦しみながら、毎日を耐え忍んで過ごすのか。

それとも、今からやりたかったことに挑戦して、これから先の人生を自分らしく、楽しく過ごすのか。

それを決めるのは、あなた自身です。

もしも「最近、うつっぽいかも」「しんどいな」と感じているなら、逆にそれは**変革期のサインでありチャンス**であるとも言えます。これまでの思考法や生活様式では無理がきかなくなってきた、そろそろ違うやり方を考えたほうがいいよ、という体からのシグナルなのです。

人生後半の日々を鬱々と過ごすものにしないよう、今からできることがあります。

本書が、その処方箋になれば幸いです。

50代うつよけレッスン　目次

第1章　思い込みから脱け出す「思考レッスン」　47

第2章　食と習慣でときめく「生活レッスン」　103

第3章　やってみなけりゃわからない「行動レッスン」　153

序章

50代は「老いの思春期」

中高年になると、体や気持ちはどう変化する？

年をとるにつれて、人間の脳や体は刻々と変化していきます。

加齢にともなう体力や基礎代謝の低下は誰でも感じたことがあると思いますが、中高年以降はメンタル面の不調が出てくる人も少なくありません。

本編に入る前に、この序章では中高年になるとどのような体の変化があって、それがメンタル面にどのような影響を及ぼすのかについて簡単にお伝えします。

50代以降の人に見られる体の変化は、主に**「前頭葉の萎縮」「セロトニンの減少」「性ホルモンの減少」**の3つです。

1　前頭葉の萎縮

前頭葉というのは脳の前部にあって、意欲や好奇心、感情のコントロール、創造性、運動などを司《つかさど》っている部位です。

この部位の老化は、早い人で40代から始まります。

ここが老化して萎縮してくると、感情の動きが低下します。意欲や好奇心が減退したり、気分がふさぎ込みがちになったり、感情のコントロールがきかなくなって情緒が不安定になったりもします。創造性や思考力が衰えてくることもありますし、外の世界に対しても無関心になるため、「何もやる気が起こらない」「何をしても楽しくない」と感じるようになる人もいます。

2 セロトニンの減少

うつ病に大きく影響しているのが、脳内の神経伝達物質「セロトニン」です。

セロトニンの不足がうつ症状を引き起こす要因になっていると言われていますが、セロトニンは年齢を重ねるにつれて減少していくため、若い人よりも中高年や高齢者のほうがうつ病になるリスクが高くなります。

うつ病が起きるメカニズムについてはまだ仮説の段階ですが、脳内のシナプスと呼ばれる神経細胞の接続部分で、セロトニンなどの神経伝達物質を受け損なうことによって伝達がうまくいかなくなる、あるいはもともとの神経伝達物質の量が欠乏していると、気分の落ち込みにつながって、うつ病になるのではないかと言われています。

そのため抗うつ薬を服用して脳内でセロトニンの量を増やすようにすると、うつ状態が改善されると考えられています。一般的にセロトニンが足りていると、うつ病は改善し、日頃から不安を感じにくくなります。

ですから、うつ病を予防するためにも、日頃からこのセロトニンをいかに減少させないかが重要です。

3　性ホルモンの減少

「はじめに」でも書いたように、年齢とともに性ホルモンが減少していきます。

女性ホルモン（エストロゲン）は、いわゆる更年期と呼ばれる45～55歳頃に急激に下

加齢と性ホルモン分泌の変化

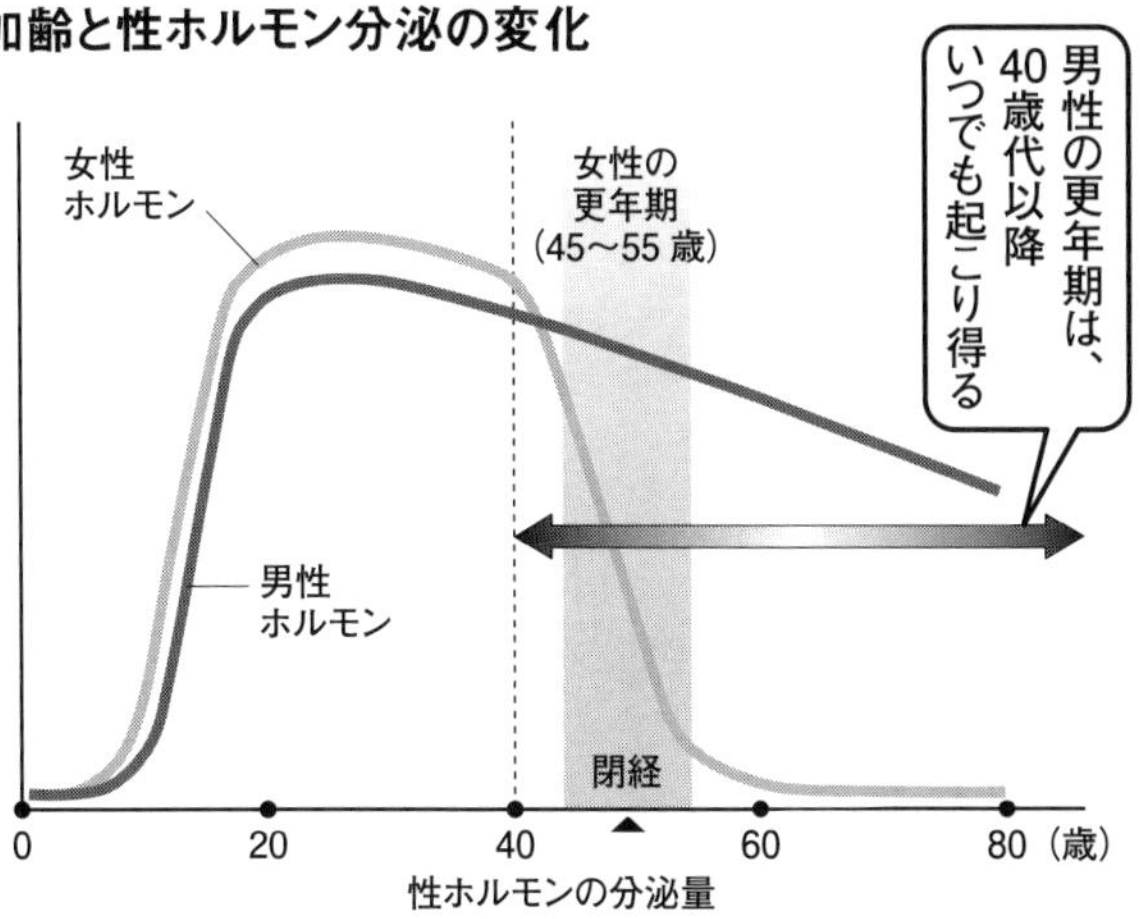

男性ホルモンは20代をピークに徐々に減少し、女性ホルモンは45〜55歳頃に急激に下がる。（出所：一般社団法人日本内分泌学会）

がるので、症状も表に出やすくなります。そのため、女性の9割近くの人が更年期障害の何らかの症状を自覚します（実際に更年期障害の診断を受けるのは3割程度です）。

一方、男性ホルモン（テストステロン）の減少は非常にゆるやかです。そのため、男性本人もその影響は感じにくいかもしれませんが、20代をピークに徐々に減っていきます。

このテストステロンは「元気ホルモン」とも呼ばれるように、性欲や活力を向上させるほか、物ごとへの意欲や好奇心を高めてくれる効果があります。

ですから、テストステロンが減少すると、気力や活力、性的欲求が失われるだけでなく、判断力や記憶力の低下、集中力や積極性の欠乏などを引き起こし、憂うつを感じやすくなるなどの変化が起こるのです。

このように50代以降というのはセロトニン不足やホルモンバランスの変化などによって、うつ症状が出やすくなる世代と言えます。

さらに脳の動脈硬化が進むと、血流が悪くなったり細い血管の内部が詰まりやすくなり、自発性が欠如することもあります。

こうした変化は、「今までと同じではいられない……」という体のサインでもあります。そろそろ次のフェーズに向かい始めたほうがいい、というシグナルなのです。

うつ病がもっとも多い世代は40代、50代

厚生労働省の調査によれば、うつ病の患者がもっとも多い年代は、男性が50代、女性

うつ病（躁うつ病を含む）男女年齢別総患者数（2020年）

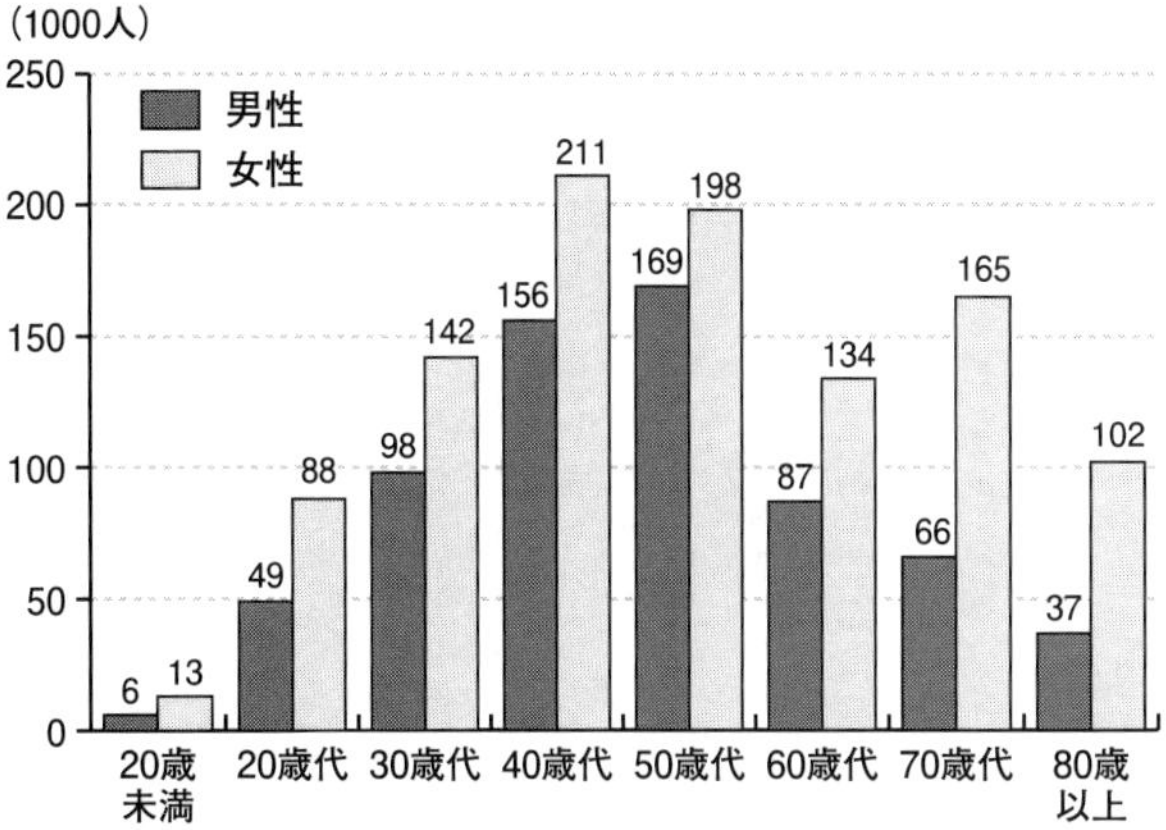

50代の男性、40代の女性にもっともうつ病（躁うつ病を含む）が多い。
（出所：厚生労働省「患者調査」2020年）

が40代です。

うつ病で気をつけなければいけないのは、場合によっては死に至るケースもあるということです。

日本人の死因のうち、40代でもっとも多いのががんですが、その次に多いのが自殺なのです。男性に限れば、40代の死因でもっとも多いのが自殺です。

50代になると、がんの他にも心疾患や脳血管疾患といった病気も増えてきますが、それでも死因の3位は自殺。

依然として、日本では自殺で亡くなる人が多いのが現実です。

一般的に自殺する人の50～80パーセントはうつ病だったと言われることからも、「**いかにうつ病を予防するか」が大事な分岐点**になります。たとえうつ病になったとしても、けっして治らない病気ではありませんから、病院できちんと診てもらい、投薬やカウンセリングといった治療を続けることが重要です。

それにしても、なぜ40代、50代にうつ病が多いのでしょうか。

やはり、心身が大きく変化することによって自律神経が乱れ、日常的に不安を感じやすくなることが大きな要因と考えられます。先述のように、心身が大きく変化する時期に、社会的・環境的な変化が加わることで精神的に疲れ果ててしまい、うつ病を発症させてしまう人も多いのです。

たとえば、職場でのリストラや異動、役職定年、燃え尽き症候群、管理職として上司と部下の板ばさみにともなって感じるストレス、もう出世の望みがないという失望や虚しさなどによって心身ともに疲れ果て、ある日突然、無気力に陥ってしまうケースもあります。

親の介護や死別などは喪失感が大きく、ことさら気分が落ち込む原因になります。

子どもを持つ人なら、子どもが自立していく時期であり、親元を巣立っていく寂しさや心配などから、大きなストレスや孤独感を抱えてしまう人もいます。

また、体力の低下や社会情勢の変化なども自信喪失につながります。長時間、集中することができなくなったとか無理がきかなくなった、あるいはデジタル分野やＩＴ分野といった新しい環境についていけないなど、若い頃はできていたことがこなせなくなり、仕事で思うような成果が出なくなることもあります。

それによって「自分はもう衰えてしまった」という気持ちが強くなり、気分の落ち込みにつながっていく人もいます。

さらに、60代での定年が見えてくると、ますます気落ちしやすい状況になります。

このように環境が大きく変化する年代だからこそ、今から知識を備え、心身を整えておくことが大切なのです。

うつかもしれないと思ったら、まずは病院へ

うつ病の三大症状は、「やる気が出ない」「食欲がない」「眠れない」です。

なかでも、私たち精神科医がうつ病を疑うときに気にするのが、「夜、眠れているかどうか」です。

不眠には、うつ病の症状としての不眠の他に、神経症性の不眠と言われる一般的な不眠がありますが、こちらは考えごとをしていたら眠れなくなったというパターンが多く、寝つきが悪い「就眠障害」が多く見られます。

その場合はたいてい睡眠導入剤が処方されますが、睡眠導入剤は精神安定剤のような働きをするため、基本的にはそれを飲んで気持ちが落ち着けば眠れるようになります。

ところが、うつ病の場合、寝つきはそれほど悪くないけれども夜中に何回も目が覚めてしまうケースや、「早朝覚醒」といって明け方に目が覚めてしまうケースが多く見ら

れます。こうした症状を「熟眠障害」と言いますが、この場合は、少し寝たと思っても夜中に何回も目が覚めてしまい、その後は朝までちゃんと眠れないので、常に睡眠不足の感覚を覚えます。この熟眠障害には、睡眠導入剤はあまり効果がありません。

また、「最近、食欲はありますか？」という質問もよくします。

やはり、うつ病になると食欲が落ちてしまい、食べられなくなる人が多いのですが、なかには、その反対に食欲が異常に旺盛になって、むしろ過食に走ってしまう人もいます。場合によっては、ほとんど味覚を感じなくなる人もいます。

その他に体に現れる症状で特徴的なのが、「異様なだるさ」です。体が鉛のように重くなって、とてもではないけれども力が出てきません。

たとえば風邪を引いて39度台の熱が出ているときは、何かを食べる気なんて一切起こりませんし、一日中寝ているしかない状態になりますが、うつ病のときもそれくらい辛くなります。実際に微熱が続くケースもありますし、反対に低体温状態が続くこともあります。

そういえば、以前、テリー伊藤さんと対談したとき、テリーさんに「うつの患者さんも自分好みの看護師さんなんかがそばに来たら、すぐに治っちゃうんじゃない?」と聞かれたのですが、私はこんなふうに答えました。

「うつのときのだるさっていうのは、その女の子がたとえ積極的に好意を示してくれたとしても何もする気になれないぐらい、だるいんですよ」

体力や食欲だけでなく、性欲も意欲も落ちてしまうのがうつ病なのです。

しかも、風邪の場合はだるさや辛さが3、4日間続いたとしても、風邪が治ったらもとに戻るはずだという見込みがありますから、そこまで悲観的にはなりません。

でも、うつの場合はその状態が1カ月も2カ月も続くわけです。来る日も来る日もだるくて、いつ治るのかもわからない。先の見えなさが絶望感につながり、さらに悲観的な気持ちになっていきます。

この他にも、めまいや動悸、耳鳴り、息切れなどが頻繁に起こることがあります。また体じゅうが痛むという人もいます。突然、涙が出て止まらなくなるといった症状が見られることもあります。

気力が湧かなくなる。疲れやすくなる。頭の働きが鈍くなる。思考停止状態になる。会話ができなくなる。話し方がスローになる。仕事のペースが落ちる。些細《ささい》なミスが増える。集中できなくなる。自分は価値のない人間だと思い込む……などと、人によってさまざまな症状が見られます。

「はじめに」で、人生晩年のうつ病は生き地獄だと述べましたが、ちょっと想像してみてください。風邪を引いて高熱を出したときの辛さが、死ぬまで毎日続くということです。体がだるくて、起き上がるのもひと苦労。食欲もまったく湧かないし、何を食べても美味しいと感じられない……。そんな生活が続くとしたら、それは悲劇でしかありません。しかも、うつ病というのは適切な治療を受けなければ症状が進みやすく、最終的には自殺に至る可能性もある病気です。

ですから、「最近、気分が落ち込むことが多いな」「明け方によく起きるようになった」などと感じることがあったら、**なるべく早く精神科や心療内科の専門医に相談すること**を強くお勧めします。

自己診断が危険な理由

近年、うつ病の患者数は年々増加していますが、その背景には、うつ病が多くの人に知られるようになって、精神科や心療内科に行く人が増えたこともあると思います。

ただし、WHO（世界保健機関）によれば、うつ病の有病率は人口の5パーセントと推定されていますから、日本では600万人程度はうつ病の人がいるはずです。

ところが、実際に病院に行って診察を受けているうつ病の人は、日本では100万人程度。つまり、数百万人が、うつ的な症状を抱えながら一人で苦しんでいる可能性が高いということです。

とにかく、普段とは何かが違う、どうも調子が悪いと感じたら、まずは思い切って医師に診てもらってください。

でも、精神科や心療内科、メンタルクリニックと聞くと、何だか怖そうとかハードルが高いと感じる人もいるようです。風邪を引いたらすぐに病院に行く人が多いのに、精神的な不調を感じたときに医療機関を受診する人が少ないのは、精神科を利用することに抵抗を感じる人が多いからでしょう。

しかし、精神科や心療内科も、内科や皮膚科などの一般的なクリニックと大きく違う点はありません。

とにかく危険なのは、症状が出ているのに自分で何とかしようとすることです。また、そのうち治ると思って放っておくと、症状が進んでしまうこともあります。

自己診断が危険なのは、**うつ的な症状が出ていても、他の病気の場合もある**からです。

たとえば、双極性障害はいわゆる「躁うつ病」と呼ばれる病気ですが、これはうつ病とは別の病気で、処方される薬も違います。この病気の人がうつ病の薬を服用すると、躁状態がひどくなり、たとえばクレジットカードで買い物をしまくるなど、大変な事態を引き起こしてしまうこともあります。

双極性障害のうち、症状の軽い「双極Ⅱ型障害」は特にうつ病だと勘違いされることの多い病気です。軽い躁状態に入った段階で、気分が明るくなってうつ病が自然治癒したと思う人も多いですが、実際には軽い躁状態になっているだけでしばらくするとうつ状態に戻ってしまいます。

専門医なら、患者の様子を見ていれば、うつ病が治ったわけではなくて躁状態に入っただけだということがわかりますから、薬を変えてくれるはずです。

投薬治療だけでは良くならないことも

また、うつ病の難しいところは、投薬だけでは治りきらないケースが多いことです。

前に触れたように、セロトニンの量を増やすとうつ状態が改善されると考えられているため、うつ病の治療では、脳内のセロトニンの働きを増強する抗うつ薬の投与が一般的です。

抗うつ薬を服用すると、だるさや不安感が軽減され、食欲が増すこともあります。人によっては、熟眠障害も多少改善されます。

ただし、薬を飲めばすべてが良くなるのかといえば、そんなことはありません。

たとえば、意欲が湧いてくるかといえばそうではありませんし、悩んでいることがあったら、投薬でその悩みごとが解決されるわけではありません。悩み続けてまるで泥沼に入り込んでいるような鬱々とした精神状態は多少軽減されると思いますが、悩みごと自体は残ります。

そもそも、うつ病と抗うつ薬のメカニズムもまだよくわかっていません。

先ほど触れたように、うつ病治療ではセロトニンの働きを増強する抗うつ薬を投与することが多いのですが、抗うつ薬を服用して30分ほどでシナプス内のセロトニン濃度の増加が見られるのに、服用した人に抗うつ効果が現れるまでには2週間程度かかるのです。このタイムラグは昔から問題視されていました。

それにはいくつか仮説があり、その一つにセロトニン不足の状態が長く続くと、神経細胞に細胞の外から働きかける「神経栄養因子」が減り、それによって神経細胞が縮むことが挙げられます。セロトニンの投与によって神経栄養因子が再び増えて、神経細胞が伸びる。そして神経細胞と神経細胞の接合部分であるシナプスがつながって、情報の伝達が行われるようになります。このための時間に、2週間くらいかかるのではないかというのです。

つまり、セロトニンは神経栄養因子に影響を及ぼしているだけで、うつ病そのものに効いているわけではないということです。

この抗うつ薬とうつ病の関係は、風邪薬と風邪の関係ともよく似ています。

一般に風邪薬と言われる薬にはいわゆる「抗ヒスタミン薬」が多いのですが、これは風邪のウイルスそのものに効くわけではありません。対症療法的に鼻水などの症状を改善して食事や睡眠をとりやすくなって自己免疫力が上がり、ウイルスと戦う力がつくのです。

抗生剤も風邪の原因となるウイルスには効果がありませんが、細菌による気管支炎や肺炎など、それ以上重篤《じゅうとく》にならないために服用することがあります。

抗うつ薬とうつ病の関係性も同じです。

抗うつ薬を服用すると、多少眠れるようになったり、だるさや不安感が減ったりするので自己回復力が高まります。それによって少し前向きに生活できるようになるわけです。また、うつ症状の悪化を防ぐために、抗うつ薬を投与することもあります。

しかし繰り返しますが、セロトニンは神経栄養因子に影響を及ぼしているだけで、病根を治癒するわけではありません。

そのため、**投薬治療でうつ病が治ったと思った後に再発する**ことがあります。

たとえば、うつ病になって休職した人が投薬によって症状が回復し、職場復帰する際には「今後はあまり頑張りすぎないようにしましょう」とか「以前のような過重労働はやめましょう」などの生活改善を促すリワークプログラムを組むことが多いのですが、患者さん自身が前と同じ生活パターンや考え方のままでいると、職場復帰した後にうつ症状が再発してしまうケースが非常に多いのです。

また、薬をずっと飲み続けていると薬に耐性ができて効かなくなることや、量をどんどん増やしていかなければいけないこともあります。

さらに、これまで抗うつ薬には依存性がないとされてきましたが、最近では依存性があるという症例報告も出てきています。

うつ病には、ハード面とソフト面のアプローチが必要

このように、抗うつ薬というのはうつ病の根本的な原因を治す薬ではありません。

もちろん症状がひどいと何もできないほど辛くなるので、薬の力に頼らなければだめなときもありますが、投薬がうつ病の本質的な治療ではないということは言えるでしょう。

では、うつ病の本質的な治療とはどんなものでしょうか。

このとき考えなければいけないのは、うつ病というのは、脳内の神経伝達物質といった生物学的要因（脳のハードウェア面）の不調であると同時に、心理学的要因（脳のソフトウェア面）の不調でもあるということです。

脳のソフトウェア面の不調というのは、何かがあるとすぐに落ち込んでしまうとか、つい暗い方向に考えてしまうなどの偏《かたよ》った考え方や物ごとの捉え方のことです。

このソフトウェアの不調、いわば思考癖を何とかしてあげないと、快復後もまた何か精神的なショックがあると同じように再発してしまうのです。

脳のソフトウェアの治療のために近年注目されているのが、**「認知療法」**や**「森田療法」などの精神療法**です。

精神療法とは、特定の訓練を積んだ専門家がカウンセリングやセラピーなどを行って、心理的な問題を抱える人の考え方や感情などに変化を起こしていく治療法です。

特に認知療法は、うつ病などの症状の改善を目指す治療法として、心療内科や精神科で取り入れられています。患者本人が自分の思考の偏りを「認知」して、それを修正していくことを目標としています。

森田療法は、東京慈恵会医科大学の初代精神科教授である森田正馬《まさたけ》（1874～1938）が発案した精神療法です。

これの例として、自分はしっかり働かないと落伍者だと思っている「かくあるべし思考」の人に、それができなくても、やれることだけできればいいと「あるがままに生きる」ように方向づける、というのがあります。

たとえば、失業をしたとき「もう二度といい職を得られない」と思い込む人がいます。あるいは、離婚したときに「自分は一生、独りぼっちだ」なんて思い込んでしまう人もいます。

そのように、どんな物ごとも悲観的にしか考えられない人に対して、こうした精神療法では、見方や考え方を変えるように促します。

それも、マイナス思考を無理やりプラス思考にするのではなく、さまざまな可能性や他の方法に目を向けられるようにするのが認知療法です。

そして、患者さんが「できないに決まっている」と決めつけることをやめて、「できないかもしれないけど、できることもある」

「どうなるかは、やってみないとわからない」

という考え方に変わっていくと、薬を使わなくても症状が好転していくこともあります。

つまり、その人自身の考え方や物ごとの捉え方を変えていくと、うつ的な症状が改善されるということです。

うつにならないためのレッスン

このように、うつ病を治すためには、ハード面だけでなくソフト面のケアも必要なのですが、ここで一つ問題があります。

日本には、精神療法の知識やカウンセリング技術を持つ医師が少ないということです。日本全国に82ある大学医学部のうち、精神科の主任教授がカウンセリング専門という大学は一つもありません。私も出身大学の精神科では学べなかったので、慶應義塾大学の精神分析のセミナーに4年間通い、その後はアメリカに留学して現地のベストランクの精神病院の教育プログラムで3年弱の間学びました。今でも数カ月に一度、ロス在住の先生のもとに通って（コロナ禍になって以来、インターネット上のやりとりですが）勉強を続けています。それに加えて月に一度、森田療法のセミナーに通っています。

もう一つ考えなければいけないのは、保険診療の限界です。

保険診療では、患者の話を5分聞いても30分聞いても保険点数は同じなので、一人ひとりの患者にじっくり時間をかけて話を聞いてくれる精神科は多くありません。

ただし、自費診療のクリニックであれば、もちろん費用はかかりますが、時間をかけて患者さんに応対してくれます。

また、カウンセリング専門の臨床心理士を雇っているクリニックもありますし、カウンセリングの勉強はしていないけれども共感能力が高く、相手の心をつかむのが非常に上手な医師もいます。この先生といると安心する、何でも話せる気がするという医師です。

このように、薬物療法と精神療法の両方からアプローチしてくれて、しかも自分と相性の良いクリニックや医師が見つかればベストです。

ある程度は薬の力を頼りながら、専門家にじっくり話を聞いてもらって助言をもらうことで、物ごとの捉え方や感じ方、行動の習慣を変えていくことができます。

でも、そんなクリニックや医師が見つからないときは、どうしたらいいのでしょうか。

まず、今まさにうつ症状に悩んでいる方は、やはり精神科や心療内科で薬物療法を受けたほうがいいでしょう。

それと並行して、普段からの物ごとの捉え方や考え方を「うつになりにくい」ものへ変えていき、**自分の考え方をコントロールする方法を身につける必要**があります。

また、ストレスを溜めない生活リズムや食事、運動など、日頃からうつ病になりにくい生活習慣を身につけることも重要です。

もちろん、これはまだうつ病になっていない人にも有効です。

うつになる前から、思考様式や生活様式、行動や意識を変えていけば、うつになりにくくなるのです。

こうしたうつにならないための思考法、すなわち「うつよけレッスン」をお伝えするのが、本書の目的です。

男性にも更年期障害がある

序章の最後に付け加えたいのは、40～60代で「何となく元気が出ない」という状態が続いていたら、更年期障害の可能性も疑ってみたほうがいいということです。

男性も女性も年齢とともに性ホルモンが減少していくので、女性なら更年期障害、男性の場合は「男性更年期障害（LOH症候群）」の可能性があります。

中高年男性の6人に1人がLOH症候群と言われているくらい、更年期障害は、実は男性にも密接に関わっているのです。

しかし、更年期障害のときは、身体症状の他に不安感や抑うつ、イライラ、不眠、記憶力や集中力、活力や気力の低下など、一見うつ病のような精神的な症状が現れることもあるため「うつ病」と診断されることが多いのですが、実際には更年期障害だったという人も相当数います。

LOH症候群は一見わかりにくいのですが、血液検査で男性ホルモン値を調べればわかりますから、私のクリニックでは、50代以降の男性でうつ症状を訴える患者さんにはこの検査を勧めています。

LOH症候群でも女性の更年期障害でも、「ホルモン補充療法」を行うことによって症状が改善していきます。また、うつ病とLOH症候群が併発しているケースもありますし、うつ病になったことで男性ホルモンが減少することがあります。

そういう人にもホルモン補充療法は効果があるので、一般的なうつ病治療で効果が見られない場合は、ホルモン補充療法を行うことも多いです。

このホルモン補充療法については、第2章で詳しくお伝えします。

第1章

思い込みから脱け出す「思考レッスン」

「心が弱いからうつになる」は大きな誤解

最近では、以前と比べてうつ病を訴えて休職する人の数が増えてきていますが、それでもいまだに「うつになるのは心が弱いからだ」と思っている人も少なくありません。

実際に、患者さんのなかには会社の上司などにそのようなことを言われた人もいますが、実は、患者さん自身のなかにも「自分がこんなふうになるのは、心が弱いからだ」と考える人が多いのです。そして、「弱い自分」や「ダメな自分」を責め続けてしまいます。

しかし、それは大きな誤解です。

そもそも人間というのは、自然にしていればネガティブな思考へ引きずられがちなものです。森田療法を創設した森田正馬は、**私たちが不安を感じるのは「生への欲望」が**

強いからだと主張しましたが、人は「もっと良くなりたい」という欲望があるからこそ、未来に不安を感じるのです。

たとえば、出世したいという欲望があるから、仕事がうまくできない不安が生じます。どうでもいいと思っていたら、評価は気にならないし、不安になりません。

断言しますが、精神力や気合いといったものは、うつには関係ありません。「精神力が弱い」からうつになるとか、反対に「精神力が強い」からうつにならないということはありませんし、「怠《なま》け者だからうつになる」というのも間違いです。どんな人でも、うつ病になる可能性があるのです。

うつになりやすい「ものの見方」

一方で、うつになりやすい人と、なりにくい人がいるのは事実です。

認知療法を開発したアメリカの精神科医アーロン・ベックは、うつになりやすい人となりにくい人を分けるものは性格ではなく、ものの見方や思考パターンだと言っています。

たとえば、ＳＮＳのやり取りで相手からすぐに返信が来ないようなとき、「私が何か悪いことを書いてしまったんだろうか？」とか「相手を怒らせるようなことをしたかな？」と悩んでストレスを抱えてしまう人がいます。

それはもともと心配性な性格だからと考えがちですが、認知療法では性格ではなくて、物ごとの受け止め方に問題があると考えます。そして、性格はすぐに変えられないけれども、ものの見方や現実の受け取り方、考え方を変えることはできるという前提で治療を進めるのです。

たとえば、うつになりやすい人は「きちんとやっていたら、できるはず」と思っていたことがうまくいかないとき、また「自分だったら、これくらいできるはずだ」と思っていたことがうまくできないときなどに落ち込んでしまって、軌道修正できなくなってしまいます。予想外の出来事を「そんなこともある」とか「やり直せばいい」と受け入れることができないのです。

このように、うつになりやすい人というのは自分の信念や思い込みにとらわれやすい傾向があります。

また、悲観的な思い込みに引っ張られてしまうこともあります。

起こった出来事や現実、他人の言葉などに対して悲観的な解釈をして、その解釈にまったく根拠がなくても、固く思い込んでしまうのです。

何かに反応して瞬間的に浮かぶ考えやイメージを「自動思考」と言いますが、これは思考の「くせ」のようなものです。ある状況になるととっさに悪い予感が浮かんできて、「きっと失敗するに決まっている」「ダメに決まっている」と思い込んでしまうのが、うつになりやすい人の思考の流れです。

とはいえ、将来起こり得るネガティブな予測に対処法を考えて事前に準備しておくことは、ある意味冷静さや計画性の表れでもあり、けっして悪いことではありません。

ただし、そうなる可能性が低い場合でも、「○○になったらどうしよう」というようなネガティブ思考でいると、常にストレスを感じて日常生活にも支障が出てくることがあります。

私たち日本人は、他国の人に比べてこの手の不安が強いという特徴があります。

「この仕事が失敗したらどうしよう」「このまま結婚できないかもしれない」「将来、お金に困るかもしれない」「周りから嫌われてしまうかもしれない」など、世の中には考え始めればきりがないほど不安材料がありますが、うつになりやすい思考パターンの人は、すべての物ごとを悪い方向へ考えてしまう傾向があるのです。

うつ症状を悪化させる負のループ

さらに、うつ病というのは負のループを引き起こしやすい病気です。

うつになりやすい人は理想的なあるべき姿にとらわれていることが多く、自分自身のダメな部分を認められないところがあります。それによって「こんなこともできない自分は人間失格だ」とか「会社に迷惑をかけている」などと思い込んで、さらに自分を追い詰めていきます。

「自分はダメだ」と思い込んでいる人は、なかなか次の行動へ向かうことができません。人とのコミュニケーションや外出の機会も減っていき、さらに一人でふさぎ込むようになって、思考がますます偏っていく傾向があります。

たとえば、離婚した後に「自分はこのまま寂しい老人として惨《みじ》めな余生を送る」などと思い込んで、ずっと落ち込んでしまう人がいます。

でも考えてみれば、今の時代はSNSやインターネット、出会い系アプリやマッチングアプリなど、昔と比べて出会いのチャンスがはるかに増えていますよね。しかし、「私はもうダメだ」と思い込んでいる人は、何かを試してみることもしません。

中高年以降になれば、男性でも女性でも自分から行動を起こさない限り、残念ながら恋愛が進展する可能性は低くなります。こちらが黙っていても声をかけられるほどのいい男やいい女であれば話は別ですが、そんなのは所詮、物語の出来事です。しかも、うつ病気味になると、顔も体もやつれがちになります。それに加え、同性異性問わず人付き合いそのものが億劫になるため、ますます一人でふさぎ込み、悩んでしまう。この負のループで、悲観的な思い込みが思い込みでなくなってしまうのです。

◆うつ病の負のループ◆

うつ症状が出る↓考え方が悲観的になる↓余計にうつ症状がひどくなる↓さらに悲観的になる……

さらに、うつ病になると思い込みや決めつけが激しくなり、疎外感も高まります。周りの人がいくら「今は少し調子が悪いだけだよ」「もっといい人と出会えるかもしれないよ」なんて言っても、まったく聞く耳を持たなくなってしまう人も少なくありません。

こうした悪循環によって、**人間の思考パターンを悪いほうへ悪いほうへと導いてしまうのが**、うつという病気の怖いところです。

脳の働きから見ても、悪循環が起こりやすくなります。

うつ病になると眠れなくなって心身の疲労が取れないだけでなく、脳内の神経伝達物質セロトニンが不足していくため、余計に症状が悪化しやすくなります。

また、うつ病になって食欲が落ちると、セロトニンの材料であるトリプトファンという必須アミノ酸が不足していきます。それによってさらにうつ病が悪化するなど、うつ病には負のスパイラルになる要素がたくさんあるのです。

「臭いと思ってしまう私は人間失格」？

しかしベックが言うように、性格はすぐに変えられませんが、ものの見方や現実の受け取り方は変えられます。

ものの見方や現実の受け取り方のことを「認知」と言いますが、認知を変えて、自分の思い込み以外の可能性を一切考えられなくなっている人に他の可能性も考えられるようにするのが認知療法です。

たとえば、「自分の周りはひどい人ばかりだ。自分を理解してくれる人なんていない」と訴える患者さんに、「じゃあ、あなたにとって周りの人は皆、敵なんですか？」「味方までいかなくても、真ん中くらいの人はいるんじゃないですか？」などと質問しながら、相手が偏った見方や決めつけから脱け出して、少しでも他の可能性を考えられるように導いていきます。

そして、**本人が自分自身の思考の偏りを一つひとつ認知していく**ことによって、うつ病の症状を改善していくのです。

たとえば、私は老年精神科の臨床医をしているので、認知症の高齢者の介護をするご家族もたくさん見ていますが、「どんなに辛くても、介護は家族がやるべきだ。家族の面倒を見なければいけない」という義務感を持っている方は少なくありません。

親を介護施設に預けることに強い罪悪感を抱いて、自分が無理に無理を重ねて心身の負担が限界を超えてもなお、「頑張れない自分が悪い」と自分を追い詰めてしまうご家族もいます。また、介護サービスを利用することにすら罪悪感を持ち、一人で介護を抱え込んでしまうケースもあります。

その結果として介護うつになったり、体を壊してしまったりする人もかなりいるのです。


以前、義理のお母さんの介護に疲れ果ててうつ病になったある女性は、こんなふうに話していました。

「義母の排泄物の処理をするのですが、あの臭《にお》いがどうしても好きになれないんです。そんな自分が情けなくて自己嫌悪に陥ってしまいます……」

義母のことを臭《くさ》いなんて思う自分は人間失格だ、と自分を責めているのです。

しかしそうは言っても、現実問題として臭うものは臭うわけです。「臭い」と感じること自体は変えられませんし、そう思ってしまう自分を責める必要もありません。

ですから、その女性に「いやいや、誰でも臭いものは臭いですよ。それのどこも悪くありません。それを無理して好きになる必要はないし、普通は好きになんてなれませんよ」と言うと、とてもホッとした顔をしていました。

このように真面目なタイプの人ほど「人のことを臭いなんて思ってはいけない」という価値観が刷り込まれていて、そう思う自分は人間として失格だなどと思い込んでしまうのです。

うつになりやすい「12の不適応思考」

いったんまとめてみましょう。

一般的にうつになりやすい人と、うつになりにくい人がいる。認知療法を開発した精神科医のアーロン・ベックは、それを分けるのは人間の判断を歪めてしまうような偏った思考パターンだと言いました。

こうした思考パターンを、精神医学では**「不適応思考」**と言います。

この不適応思考を持つ人は、感情的な判断を正しい判断だと思い込み、他の可能性を考えられなくなります。その結果、精神的な落ち込みが強くなり、うつ症状になりやすくなります。

ベックの研究パートナーの心理学者アーサー・フリーマンらは、人間が陥りやすい不適応思考として、次のような12の思考パターンをまとめました。

◆「12の不適応思考」◆

1　二分割思考

物ごとを白か黒かの二項対立で判断する思考パターンです。

この二分割思考の人は「正しいか正しくないか」「白か黒か」「善か悪か」「0か10

0か」という極端な思考に陥りがちで、中間やグレーゾーンを見られない傾向があります。

〔二分割思考の例〕

・周囲の人を敵か味方かの二つに分けて、味方だと思っていた人が自分と異なる意見を言おうものなら、「裏切られた」などと言って怒る。

・一回のミスで「彼はダメな人間だ」と決めつける。

・政治家や文化人を、「正義か悪か」とクリアカットに分けて、中間を認められない。

2 過度の一般化

特定の出来事を、多くの出来事のなかの一つと見なすのではなく、すべてのことに当てはまるものと思い込む思考パターンです。

〔過度の一般化の例〕

・老人の車が暴走死亡事故を起こすと、高齢者の運転は危険だと決めつける。

・一校の入学試験に落ちただけで、「どうせ自分は大学なんて受からない」と考え、他の学校の受験まで諦めてしまう。

3 選択的抽出

ある特定の側面だけに注意を向け、その他の側面を無視して結論づけてしまう思考パターンです。物ごとには良い面も悪い面もあるはずなのに、悪い面ばかりを見てしまうこともあります。

その反対に、一度信じた相手の良い面だけを見て疑わないため、詐欺などの被害に遭ってしまうケースもあります。

〔選択的抽出の例〕

・プレゼンで少し間違っただけで「失敗した。もうダメだ」と落ち込む。
・女性を殴るような恋人とは別れたほうがいいと忠告されても、「時々殴ることはあるけど、あの人は優しい人だから」などと良い面だけを見て、ＤＶ被害がひどくなる。

4　肯定的な側面の否定

常に否定的な人生観を持っていて、人に褒められることや肯定的な経験をしても「大したことはない」「たまたまだ」などと言って否定します。

こうした思考の人は、自分のコンプレックスにとらわれているので、何をしても何を言われても、心の底から満たされることが少なくなってしまいます。

〔肯定的な側面の否定の例〕

・容姿に自信のない女性が「気をつかえる素敵な人だ」と褒められても、自分自身の容姿コンプレックスにとらわれているので、「自分が素敵なはずがない」と否定する。

・周りの人に褒められても過度に謙遜して否定するだけでなく、「何か下心があるのではないか」「社交辞令ではないか」と褒めてくれた相手に対して疑心暗鬼になる。

5　読心

相手の行動から、相手の気持ちを勝手に決めつけてしまう思考パターンです。特に根拠もないのに、相手の言葉や態度から「この人は私のことをバカにしている」とか「自分は嫌われている」などと相手の気持ちを勝手に解釈します。

相手に確認しないまま相手の気持ちを決めつけて絶望を感じたり、感情的になって人間関係を損なってしまったりすることもあります。

〔読心の例〕

・「上司は私と話すとき、いつも不機嫌そうだ。私のことを嫌っているに違いない」とか、「あの人はいつも偉そうにしている。内心では私のことをバカにしているんだ」のように、ネガティブな可能性を推測して思い込む。

6 占い

相手の心を勝手に決めつけるのが読心なら、将来を勝手に決めつけるのが「占い」です。決まってもいないことを勝手に予測して、それが絶対に正しいことだと思い込む思考パターンのことです。
「私は一生、不幸のままだ」と予想して、いつも暗い顔をして家にこもり、せっかく誰かが話しかけてくれても自分から避けてしまう人もいます。「将来はこうなる」と決めつけるので、他の可能性が考えられなくなるのです。

〔占いの例〕

・パートナーの帰りが少し遅くなっただけで「浮気でもしているんじゃないか」と予測し、相手を執拗に問い詰めたり、相手のスマホをチェックしたりする。悪い予測が現実だと思い込んだ結果、相手とケンカになって破局するなど、余計に悪い結果を引き寄せて、最終的には自分の首を絞める結果に陥りやすい。

7 破局視

将来起こり得る可能性のなかから、もっとも悪い事態を想定して、そうなるに違いないと決めつけてしまう思考のことです。パニック障害の人は「息ができない、もう死んでしまう」という破局視的思考によって、さらにパニックがひどくなってしまうことがあります。

〔破局視の例〕

・少し胃が痛むだけで「胃がんになった」と結論づけて、ふさぎ込んでしまう。

・「受験に失敗した。僕の人生はもう終わりだ」「部長に嫌われたら、この会社ではやっていけない」などと、常に最悪のことを考えてしまう。

8 縮小視

物ごとの悪い点を過大評価して、良い点を過小評価する思考のことです。

特に自己評価の低い人が多く、自分の長所を過小評価して、短所を過大評価する傾向があります。

〔縮小視の例〕

・プロジェクトが成功を収めたのに素直に喜べず、「こんなのは誰にでもできることだ」と思ってしまう。

⑨ 情緒的理由付け

自分の感情が、思考の根拠になってしまう思考パターンです。

この思考パターンの人は、出来事や事実の捉え方がその時点での感情に左右されがちです。

〔情緒的理由付けの例〕

・気分がいいときは「この株は上がりそうだ」と考え、気分が憂うつなときは、「これ以上、株価が上がるはずがない」と悲観的に考えてしまう。

⑩ かくあるべし思考／べき思考

「～すべきである」「～しなければならない」といった道徳的な考えに強く縛られる思考パターンです。それができないことに自己嫌悪や罪悪感を覚えて、落ち込みやすいため、うつになりやすい思考と言えます。

〔かくあるべし思考の例〕

・「納期は絶対に守らないといけない」「一人でやり遂げないといけない」と思い込んでプレッシャーを感じてしまう。

・「男は強くあるべきだ」「女は女性らしく振る舞うべきだ」などといった概念に縛られてしまう。

11 レッテル貼り

わかりやすいレッテルを貼って、イメージを固定化する思考パターンです。

偶然で一度きりの出来事かもしれないのに、特定の人物像やこれまでの行動と結びつけて、ネガティブなレッテルを貼ってしまうことです。

〔レッテル貼りの例〕

・一度失恋しただけなのに、「自分はモテない人間だ」などと考えて、人と付き合うことを諦めてしまう。

・少しでもマニアックな趣味を持っている人を見ると、「あいつはオタクだ」とレッテルを貼って、その人の他の側面を見ない。

・時々ミスする部下を「能力のない人間だ」と決めつける。

12 自己関連付け

物ごとにはさまざまな要因が絡んでいるのに、自分こそが、ある出来事の最大の、あるいは唯一の要因だと捉える思考パターンです。

〔自己関連付けの例〕

・試合に負けたのは「すべて自分のせいだ」と気に病む。あるいは、試合に勝ったのは「すべて自分の手柄だ」と思い込んで得意になる。悪いことも良いことも、すべて自分と関連付けて考えてしまう。

・子どもが入学試験に落ちたのは親の努力が足りなかったからだと、自分を責める。

白黒つける「敵認定」は孤立しやすい

これらの12種類の思考パターンのうち、特によく見られる思考パターンは、「二分割思考」と「かくあるべし思考」です。

特に、二分割思考をしがちな人には完璧主義のタイプが多く、「完璧でなければ失敗」という捉え方をするため、ちょっとしたミスや失敗をしただけで全部がダメだと考えて落ち込むことが多くなります。

自分の行動や成果に満足できないことも多いので、**二分割思考の人はうつ病になりやすい思考パターンを持っている**と言えます。

人間関係についてもそうです。自分が味方だと思っていた人に、ちょっとでも自分のミスを指摘されたりすれば、怒りとともに「味方だと思っていたのに、あいつは敵だった」などと決めつけ、反対に敵だと思っていた人に褒められたとたん、「意外といい奴だった。あいつは味方だ」などと簡単に思い込んでしまうようなところがあります。
しかし、この二分割思考の人はどちらかといえば、本来は味方になり得る人を「敵認定」してしまうことが多く、孤立しやすくなる傾向があります。
確かに、人間というのは白黒はっきりさせたほうが気分的にはすっきりします。なかには、会社の同僚が自分の敵か味方かはっきりさせたいと思う人もいるかもしれません。一緒に働いている人が気を許せる相手なのか、それとも自分を蹴落とそうとしている相手なのかがわからなければ落ち着かない気持ちになるのもわかります。

しかし、人間には完全にいい人もいなければ、完全に悪い人もいません。

また、誰かが100パーセント悪いという状況もあまり多くはないはずです。たとえば交通事故で過失割合が100対0になったとしても、その運転手は過重労働による著しい疲労が蓄積していたのかもしれません。その際は運転手だけではなく、会社も管理責任を問われることになります。

よほど意図的に人を傷つけるようなタイプを除けば（それも成育環境などに鑑みる必要がありますが）、100パーセントいい人間や100パーセント悪い人間なんていないわけです。

敵と味方も同じ。きれいに敵と味方に分けられるものではありません。

しかし、白黒はっきりさせたいという思いが強すぎると、ちょっとした発言や行動で相手のことを表面的に単純化して判定してしまいます。つまり物ごとを多面的に見ることができず、その人の一面だけで判断してしまうのです。

あいまいさに耐えられる能力が必要

認知科学に**「認知的成熟度」**という概念がありますが、これは、白か黒以外のグレーを認められる能力、あいまいさに耐えられる能力のことです。答えは一つと決めつけず、いくつもの答えを考えられる力ということでもあります。

たとえば、薬は少量なら効き目がありますが、大量に飲むと毒になってしまいます。でも、小さな子どもはこの「少量だと薬になるが、大量だと毒になる」という考え方をなかなか理解できません。「いいか悪いか」の二元論で、アニメやテレビ番組でも正義のヒーローキャラか悪者キャラかがわかりやすく表現されています。

ですが、現実の世界には白黒がつけられないことや、単純に「いいか悪いか」を決められないことがたくさんあります。心身の成長とともにそういった複雑さを理解していき、「このくらいだったらいいかな」というあいまいな境界やグレーゾーンのグラデーションを許容できるようになるのが、認知的成熟度が高くなるということです。

この認知的成熟度は年齢とともに上昇していきますが、50歳頃からは前頭葉の老化とともに退行していくことは珍しくありません。なかには、これまで自分が得てきた体験から自分の意見は正しいはず、間違っていないと信じて疑わなくなり、自分とは異なる意見にはまったく耳を貸そうとしなくなる中高年もいます。

実際には、こうした老化の度合いは人それぞれで、若いうちから二分割思考の人もいますが、50代以降は特に注意が必要です。

普段から、なるべく「いい／悪い」「味方／敵」などと単純に物ごとを捉えるのをやめて、「あの人とは9割くらいは意見が合うけど、1割は意見が違う」とか「このブログに書いてあることの60パーセントは無駄だが、40パーセントは参考になった」というように、グラデーションで物ごとを見るように心がけると、思考停止に陥ることなく、精神的に揺らぐことも少なくなることでしょう。

「かくあるべし思考」からの解放

もう一つの代表的な不適応思考は、「かくあるべし思考（should thinking）」や「べき思考」です。

先ほどの「親の介護は子がすべき」という考え方もそうですが、この思考が厄介なのは、二分割思考といった他の不適応思考と比べて一見、「立派」だと思われやすいところです。
たとえば、「いいか悪いかのどちらか」といった単純な考え方をしている人は、どちらかといえば未熟な人間に見えると思います。
しかし「〜すべきだ」という考え方は、「社会で生きていくために必要な規範であって、善悪をわきまえていて正しい」ように思えますし、「〜すべきだ」ときっぱり言い切る人は一見頼もしく、社会的にも好ましい人物であるかのように思われがちです。

ですが、私は50代こそ、この「かくあるべし思考」から脱却したほうがいいと思っています。

なぜなら、「かくあるべし」にとらわれている人は「一度決めた納期は守らないといけない」「どんなに辛くても一人でやり遂げないといけない」などと硬直的な考えに縛られがちですが、それを自分だけでなく他人にも押し付ける傾向があるからです。管理職や上司が「かくあるべし」を持っていると、できない部下が苦しむブラック体質の職場になりかねません。

また、自分自身も若い頃とは違って、体力的な限界からできないことも生じてきます。この思考にとりつかれて自分に高いハードルを課している人は、結果的に自分を追い詰めることになってしまいます。今のうちに「かくあるべし」をやめておかないと、これから押し寄せてくる老いに、自分自身が耐えられなくなってしまうかもしれません。

脳は前頭葉から萎縮し始めると先述しましたが、**早い人は40代から前頭葉が萎縮して**いきます。すると、思考の柔軟性が失われていき、創造性や思考力も衰えてくるので、自分の意見に固執しがちになって、決めつけもさらに激しくなってきます。頑固だった人はさらに頑固になり、怒りっぽい人はますます怒りっぽくなるのです。

ですから、50代以降は特に、「かくあるべし思考」に注意する必要があります。

何より「かくあるべし」に縛られていると、自分で自分を縛って身動きできなくなってしまいます。

たとえば「人間は絶対に働かなければいけない」と思っている人は、自分自身が何かの事情で働けなくなったときに「働けない自分はダメ人間だ。生きている価値がない」などと考えがちです。

でも、どんな人でも働けなくなる可能性はあります。今日まで人一倍活躍していた人が、交通事故に遭って明日まったく動けなくなるかもしれませんし、うつ病になって起き上がれなくなるかもしれません。

しかし、そのために国によって生活保護のような社会保障システムが制度化されているのです。不慮の出来事から生活保護を受けることになったとしても罪悪感を覚えることはありませんし、それほど悲観的にならなくてもいいはずです。

巷《ちまた》でよく話題になる生活保護バッシングも、このような「かくあるべし思考」によって起こるのではないかと私は考えています。

また、「人間は働くのが当たり前」と思い込んでいる人は、「働いていない自分は社会から必要とされていない人間だ」と自分を過小評価するため、定年退職後の生活が辛くなってしまいます。

そもそも「人間は働いてこそ価値がある」というのは、その人が決めた基準に過ぎないのに、それにとらわれていることで不安や落ち込みはどんどん大きくなっていくのです。

決めつけと思い込みからの脱却

12種類の不適応思考のすべてに共通しているのは、「決めつけ」と「思い込み」です。

これらの認知の歪みがある人はうつ症状が出やすくなり、さらに症状が進むことによって決めつけと思い込みがますます強くなる傾向があります。

ですから、まずは予防策として、自分の認知の歪みに気づくことが重要です。

なかでも男性の場合は「かくあるべし思考」、女性には「二分割思考」「読心」「占い」「過度の一般化」の思考パターンが多く見られます。一概に男女差では分けられませんが、ちょっとしたことで「あの人は悪い人だ」と決めつけたり、特に根拠もないのに未来の不幸を予想してふさぎ込んでしまったりするのは、どちらかというと女性に多い傾向です。

男性にもっとも多く見られるのは、「かくあるべし思考」です。これは、自分ばかりでなく周りにも「こうでなければいけない」「これしかない」という義務感を押し付けて縛ることが多い。

私は、その結果が日本の男性の自殺率に表れていると考えています。

25ページの図にあるようにうつ病の患者数は女性のほうが多いのですが、自殺者数は男性のほうが上回るのです。2020年の統計では、うつ病の女性の数は男性の約1・5倍ですが、自殺した男性の数は女性の約2倍です。

年間自殺者数の推移

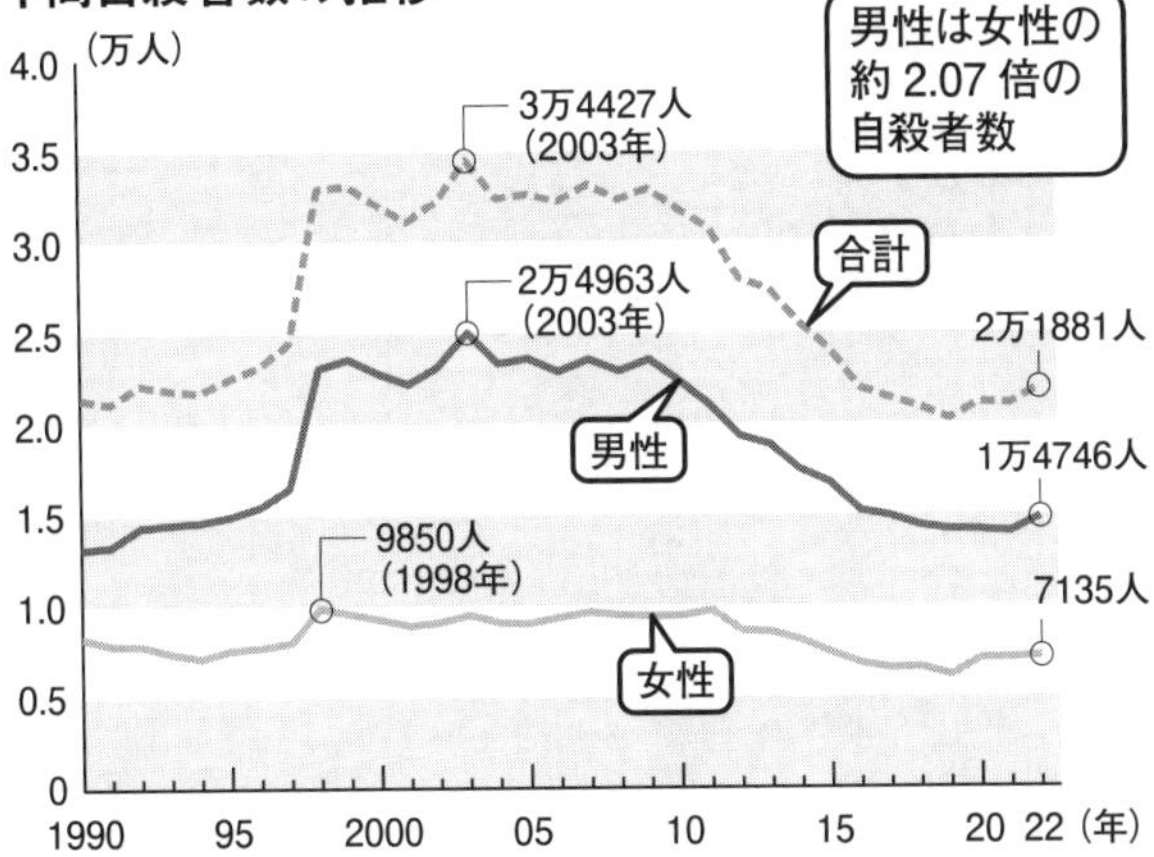

自殺者数は男性が女性を常に上回っており、2022年の統計では、女性の約２倍の数となっている。（出所：厚生労働省自殺対策推進室）

実は、女性よりも男性のほうが、「自分がすべて責任をとらなければいけない」とか「会社に迷惑をかけている」「もう自分など生きていても仕方ない」などと決めつけて身動きできなくなる傾向が強く、心身が辛くても周りに助けを求めない人が多いのです。

いずれにしても、うつ病の怖いところは、徐々にこうした決めつけが激しくなり、最終的には自殺に至る可能性があるところです。

やはり、うつ病になる前からなるべ

く不適応思考に陥らないよう注意する必要がありますし、うつ病になったとしても、普段から物ごとの捉え方を変えていくように心がけることが大事です。

繰り返しますが、問題なのは性格ではありません。**「物ごとをどう受け取るか」**です。

起きた出来事や現実をどう受け取るかは、ある意味では習慣やくせのようなもので、意識して変えていくことができます。もちろん簡単ではないかもしれませんが、意識的に取り組むことで改善していけるはずです。

どんなことでも続けていけば「習慣」になり、いつの間にか自然にできるようになります。習慣が身につけば、性格も少しずつですが変わっていきます。

ですから、将来うつになりたくない、また、これ以上鬱々とした生活を送りたくないと考えているのであれば、今この瞬間から変えていけばいいということです。

「この道しかない」か、「やってみなけりゃわからない」か

「かくあるべし」と思い込むのをやめて、60代までに身につけておきたいのが「あれもあり、これもあり」「やってみなけりゃわからない」という考え方です。

「やってみなけりゃわからない」で思い出すのは小泉純一郎元首相です。

小泉氏は郵政民営化で自民党内の議員たちから大反対されたとき、「この政策は必ず日本を良くする」などとは言いませんでした。「やってみなきゃわからない」と言って、実験的な政策を推し進めたのです。

のちに年金問題で追及された際も「人生いろいろ、会社もいろいろ、社員もいろいろ」と答えて批判されましたが、その良し悪しはともかくとして、「答えは一つではない」「これがダメだったら、あれがある」という考え方はうつになりにくい思考パターンと言えます。

少なくとも、小泉氏は自分自身を追い詰めてうつ的な症状に悩まされることは少ないと思います。

その小泉氏とは対照的に「この道しかない」と言い続けたのが、安倍晋三元首相です。精神科医から見れば、これは実にリスクの高い考え方です。

「この道しかない」という思考では考え方の幅が狭くなり、他の可能性が考えられなくなってしまいます。するとその道でうまくいかなくなったとき、心の病に陥ったり、人生そのものが破滅してしまったり、自分の言葉に縛られて身動きできなくなるという自縄自縛の状態に陥ってしまいます。

安倍氏は潰瘍性大腸炎が原因ということで首相を二度も辞任していますが、その症状について報道された内容から推察すると、当時の安倍氏はうつ状態でもあったのではないかと私は考えています。

アメリカ精神医学会では、2週間以上続けばうつ病と診断されるという診断基準を9つ挙げ、そのうち5つ以上当てはまる場合はうつ症状を疑ったほうがいいとしていますが、当時の安倍氏は、興味や喜びの減退、疲労感、体重減少、不眠、気力や判断力の低下、精神運動性の焦燥または制止（頭の働きが鈍くなること）など、6～7つは満たしていたと考えられています。少なくとも、うつ症状があったのではないかと私は見ています。

「この道しかない」か、「やってみなけりゃわからない」か。二人の政治家に関する評価は人それぞれだと思いますが、メンタルケアを考える上では**「やってみなけりゃわからない」のほうがだんぜんお勧め**です。

うつ病は誰でもなり得る病気だけれども、「この道がダメだったら終わり」ではなく、「この道以外にも、たくさんの道がある」と考えていたほうが、ネガティブ思考やマイナス思考にとらわれにくくなります。

ですから、私はうつ病の患者さんの話を聞いた後、よくこのように話しています。

「その考え方もあるかもしれませんが、こんな考え方もあるかもしれませんよ」

「やってみないと、そうなるとは限りませんよね」

相手の考えを否定するのではなく、別の視点を提案することによって患者さん自身に自分の思考の偏りを認知してもらい、うつ症状の改善を目指すのです。こうした会話を続けていくことでたくさんあるはずの可能性に気づいてもらい、思考パターンをなるべく柔軟にしていく手助けをしています。

どんなときも、「この方法がダメだったら、あの方法を試してみよう」「この道もあるけど、あの道もある」というように、常に3つ4つは他の可能性を考えるくせをつけておくことが大事なのです。

また、日頃からすぐに実践できる方法として、常に「そうかもしれない」という思考パターンを自分にプラスすることも大事です。

たとえば、誰かが言った言葉やテレビや書籍、新聞、雑誌などに出ていたことを鵜呑みにはせず、「そうかもしれないけど、別の見方もあるよね」「そうとも限らないんじゃない？」と、他の考え方や可能性を探してみるのです。

また、保守的なメディアと革新的なメディアの両方に目を通すとか、正反対の論調の雑誌を読んでみるなど、一つの方向に縛られないようにすると思考の幅が格段に広がり、前頭葉が活性化します。

さらに、普段は見ないジャンルのドラマを見る、まったく読んだことのない哲学の本に挑戦するなど、積極的に興味の範囲を広げていくことも効果的です。

こうしたことの積み重ねによって、柔軟で前向きな考え方ができるようになっていくはずです。

「かくあるべし思考」は結果を出さない

「かくあるべし思考」の弊害は至るところに見られます。

たとえば、私の卒業した東大の医学部では「東大医学部を出たからには、大学教授にならないといけない」という「常識」がありました。東大医学部を卒業したら、そのまま医局に残って大学病院の教授になるための出世レースに勝ち残るのがエリートコースです。大学病院の教授は勝ち組、それ以外は負け組と見なされるわけです。

しかし実際には、大学病院では教授の言うことを何でも聞かなければいけないようなところが多いので、毎日が我慢とストレスの連続です。

一方、開業医になれば、自分で何とか医院を経営していかなければいけないけれども、上司の言うことを我慢して聞かなければいけないということはありません。

また、大学病院で教授になり、医師の世界で「勝ち組」と呼ばれていた人たちも、定年退職後に満足できる再就職先に恵まれるかといえば、必ずしもそうとは言えないのが現実です。元教授が定年退職後の就職先に困っているなんて話もよく聞きます。

しかし、開業医であれば60代以降もまだまだ稼げますから、年をとってからも、自分なりのペースで豊かな生活を送っている人も多いのです。開業した病院を大きくして、元教授を雇っている開業医もいます。

このように、何が勝ちで何が負けかなど誰にもわかりません。もちろん人によっても違いがありますし、本当のところはその人が死ぬまでわからないのです。

私は医師の仕事のかたわら、長年、受験業界の指導もしていますが、中学受験などでも同じことを感じています。

近年は中学受験がますます過熱していますが、「我が子をこの中学に合格させなければいけない」「この中学に落ちたら、東大や医学部に行けなくなってしまう」と思い込み、もはや教育虐待と思われるような厳しい指導をしている親も少なくありません。

でも、それによって子どもが勉強が嫌いになったり苦手になったり、自分は頭が悪いと思い込んでしまったりすれば、志望校合格といった本来の目的が遠のいてしまうわけです。

また仮に志望校に合格したとしても、その受験によって子どもが燃え尽き症候群になって勉強する意欲を失えば、その後は中学や高校で落ちこぼれてしまったり、大事な大学受験で失敗したりすることもあります。

これでは本末転倒です。大学合格という本来の目的を叶えたいのであれば、中学受験だけが戦術ではありません。中学受験はせずに小学校高学年から英語に力を入れておく道もあるし、中学での数学を先取りしておいて高校受験に力を入れるという道もあります。

受験をするのであれば、もちろん結果は出したほうがいいけれども、名門中学に入れなかったら人生が終わるなどということはありませんし、たとえ名門中学に合格しなかったとしても、大学受験で志望校に受かればいいわけです。

要は、別のやり方で勝てる方法を見つければいいということです。

このように、「かくあるべし」「〜すべき」にこだわりすぎていると、本来の目的よりプロセスや過程に目を奪われてしまうことがあります。

名門中学に入ることは手段の一つであって目的ではありませんし、受験でもっとも大事なのは最終的に合格するということです。

たとえば、国語が苦手なら、いっそ国語は捨てて他の教科で点数を稼げばいいとか、数学の難問は初めから解答を見て解法パターンを暗記しようとか、受験勉強で消耗しないために受験テクニックを使おうとか、友だちと仲良くしていたほうがいろいろな情報も入ってくる……というように、さまざまな方法やテクニックを考えるようになります。

私がこういうことを言うと、「そんな受験は王道とは言えない」などと批判する人がいるのですが、こういう人は「受験とはこうあるべき」にこだわっているのでしょう。しかし、もっとも大事なことは結果を出すことなのです。「かくあるべし」を大事にしていたら、結果は出せません。

組織で働くときにも、社内ルールや形式、上司の評価や機嫌などに縛られすぎて、本来の目的が見えなくなってしまうことがあります。かくあるべし思考にとらわれていると手段と目的が混同してしまうことがあるのです。

40代、50代のベテランこそ、**組織に潜む「かくあるべし」から脱却**して、目的や本質を見失わないことが大事です。

テレビは脳の老化を速める「老化促進マシーン」

「12の不適応思考」に陥らないように、普段から自分の言動を振り返るくせをつけたほうがいいのですが、テレビの視聴にもちょっとした注意が必要です。

一部には良質なドラマや教養番組もありますが、少なくともワイドショーは視聴者の不適応思考を助長し、不安を強くします。

ワイドショーでは事件や出来事をセンセーショナルに取り上げることが多くなりますし、意見を述べるコメンテーターたちの持ち時間は限られているため、議論が深められることはなく、単純で一方的な発言ばかりになりがちです。

たとえば、高齢ドライバーがアクセルとブレーキを踏み間違えて暴走事故を起こしたようなとき、ワイドショーでは一斉に「高齢者は免許を返納すべきだ」と責める論調になりますが、実際には高齢者の起こす事故がもっとも多いというのは間違いです。

たとえば、警察庁の「令和4年中の交通事故の発生状況」で免許保有者10万人当たりの交通事故件数を年齢別に見てみると、一番多いのは16～19歳の年齢層で1039件、次いで20～24歳が597件です。

一方、高齢者を見ると75～79歳で372件、80～84歳で423件、85歳以上で498件です。30～60代よりは増加しますが、もっとも事故を起こしているのは10～20代前半なのです。実際、10～20代前半の自動車保険料は他の年代の数倍も高くなっています。

しかも、高齢者の免許人口はこの10年間で約2倍に増えていますが、同時期に高齢の運転者が起こした死亡事故の件数はほぼ横ばいですから、高齢者による死亡事故は増えていないと言えます。

私は一件しか知りませんが、90歳間近の高齢者が暴走して死亡事故を起こしたりすると、インパクトが強いだけにセンセーショナルに報道されて視聴者の記憶に残りやすくなり、何となく高齢になるほど事故が多いように感じるかもしれませんが、実際にはそうではないということです。

こうした事件は、過度の一般化（たった一つのことで、すべてを決めつける）や、レッテル貼り（特定の人をこんな人だと決めつける）、選択的抽出（ある一点だけにフォーカスする）、二分割思考（正しいか、正しくないかと二極化する）などによって、テレビ局の決めつけに沿って切り取るよう編集され、視聴者は無意識のうちにその内容が脳に刷り込まれてしまうのです。

近年の不倫バッシングもそうです。有名人の不倫が発覚した途端、当事者同士の個別の問題ではなくなり、人間性や人格までをも問うような大問題になってしまいます。

たとえば、それまでは俳優として評価されていたような人も、その長所はなかったことにされて、短所しか取り上げられなくなります。なかには「人間のクズ」と言わんばかりの扱いになる人もいますよね。

このように、テレビはちょっとでも悪いことをした人をまるごと人格否定して、「いい人／悪い人」の二元論的な価値観を視聴者に押し付けます。それこそボーッとテレビを見続けていたら、そうした押し付けによって思考力が低下し、前頭葉を劣化させて心身の老化を進行させてしまうのです。

特に、ワイドショーを見てコメンテーターたちの言うことに「そうだそうだ！」なんて言っている人は、うつになりやすい思考パターンを持っていると言えます。

その意味では、テレビは脳の老化を速める「老化促進マシーン」であると言っても過言ではないのです。

そこで、もしもワイドショーを見るのなら、コメンテーターの一人になったつもりで、叩かれている側を擁護してみるとか、他のコメンテーターに反論してみるのが、メンタル的にも脳科学的にもお勧めの「テレビの見方」です。

反論するためには相手の言うことをそのまま鵜呑みにせず、「この人たちはこう言っているけれども、それは本当だろうか?」と疑う力が必要になります。「どの部分がおかしいと思うのか」と考え、「実際はどうなのか」と調べてみる。こうした作業が前頭葉を活性化させるのです。

また、どんな罪を犯した人でも、そこに至った理由があるはずです。

もちろん犯罪そのものは許されるものではありませんが、その背景には成育環境の影響もあるかもしれませんし、複雑な事情があるのかもしれません。

しかし、「こいつだけは許せない」「こんな悪人は人間ではない」という硬直した見方を続けていると、それ以上は思考停止して何も考えられなくなってしまいます。

一見わかりやすいレッテルや決めつけ、また脳にとってラクな考え方に流されるのではなく、**常に意識して疑い、考えを巡らせ、問いかけて**みる。

それこそが自分自身の老化の進行を食い止め、うつ的な思考に陥るのを防いでくれるのです。

「当たり前」を疑ってみる

テレビの刷り込みを信じたい人に見てとれるのは、「皆と同じ意見だと安心する」「一人だけ違う意見を持つのは不安」という同調意識です。

それは「常識」と言われるものを重んじて、異端を許さないという同調圧力にもつながります。

しかし本来、人間というのは全員が同じ意見を持つことなどあり得ません。それなのに「皆と意見を揃えるべきだ」などと考えているとストレスは溜まっていくばかりです。あまりに強い同調圧力が常に存在している状態はストレスのもとになり、うつ病などの精神疾患にもつながりかねません。

ですから、うつにならないためには、その社会で「常識」とか「当たり前」とされるものを疑ってみることも大事です。

たとえば、いじめによる生徒の自殺が起きたとき、ワイドショーではその学校の体制や体質を糾弾しますが、そこを責めても「正義の味方」気分を味わえるだけで、何の解決にもつながりません。

それよりも、「そんな学校からは逃げたほうがいい」「どんどん人に泣きついていい」「我慢なんてしてはいけない」ということを伝えたほうがいいのです。

これは学校だけでなく、企業でも同じです。

職場が辛いなら、我慢をしないで逃げればいい。日本人には子どもの頃から「逃げるのは良くないこと」といった概念が刷り込まれているように思いますが、辛いときに逃げるのは、「常識」以前に、人間として基本的な防衛本能であり、大事な生存戦略です。

戦でも勝ち目がないなら退却すべきで、むやみに突っ込んでいくとか、ひたすら耐え忍ぶのは愚策としか言いようがありません。職場でもじっと我慢していたら、うつ病になって心身を疲弊させてしまいます。「逃げるのは人として卑怯だ」なんて言っていたら自らが壊滅するだけです。

いじめ加害者やパワハラ上司、問題を見過ごす会社の体質は、そんなに簡単には変えられません。**環境が劣悪なときには、環境から逃げる**ことです。逃げることは卑怯でも何でもなく、自分自身の身を守ることにつながるのです。

情報は戦う術になる

ただし、今の時代というのは、幸いなことに弱い個人が立ち向かう方法も、逃げる方法もたくさんあります。

まずはそうした方法をいくつも知っておくことが重要ですし、学校の先生も「いじめ防止のために、あだ名禁止」なんてくだらないことを考えていないで、「いじめや辛いことがあったら学校を休んでもいい」「保健室登校という手段もある」「何かあったらすぐにスクールカウンセラーに相談してほしい」といったことを生徒たちによく教えておくべきだと思います。子どもの頃から、逃げ道があることや、たくさんの方法があることを教えておくのです。

子どもだけに限りません。

一部では、いまだに年老いた親を介護施設に預けることを良しとしない人たちもいますが、「育ててもらったから」という義務感や「年老いた親を介護施設に預けるのはかわいそう」といった感情論で介護を引き受けた結果、家族の介護で苦しんでいる人は少なくありません。

症状の軽いうちはまだ何とか対応できても、重症化すると義務感や感情論だけでは親を支え切れなくなり、介護負担が増えるにつれて共倒れになってしまうケースもあります。お互いに助け合える親族が多いならまだしも、そうでないなら介護施設を利用することは、けっして悪いことではないはずです。

それに、一口に介護施設と言ってもいろいろあります。入居条件や施設の中身、費用などはまったく違いますが、たとえば、生活保護を受給している方であっても老人ホームに入ることは可能です。

公的機関や社会福祉法人が運営する特別養護老人ホーム（特養）、また条件によっては民間が運営する有料老人ホームに入居できるケースもあります。事前にケースワーカーや入居希望の施設に入居条件をきちんと確認しておく必要がありますが、「生活保護だから、老人ホームには入れない」と思い込まずに、まずは調べてみることが大事です。

このように、**事前に知っておいたほうがいい情報はたくさんある**のです。

そもそも生活費がなくて困っている人は、生活保護を受ける権利があります。

先日、某ワイドショーで、昨今の物価高によって貯金もなく持ち家もない年金受給者が生活に困窮しているという報道を見ました。

番組では、毎月6万円の年金では生活していくのが苦しいと言っている人を取材していましたが、実は年金を受給している人でも、最低生活水準を満たしていない場合は生活保護を受けることができます。

最低生活費が13万円ぐらいですから、毎月6万円の年金を受給していて他に収入がない場合は、差し引いた7万円が生活保護として支給されるのです（ただし、子どもが援助可能と見なされたり働ける状態と判断された場合や、売却して生活費に充てられる財産を保有している場合は支給されません）。また基本的に医療費も無料になります。

本来は、こうした情報をテレビでもきちんと伝えてあげれば苦しんでいる人もラクになるでしょう。年金生活者が物価高にあえいでいるのであれば、その人たちがどうしたら助かるのかを伝えるのが、メディアの役割のはずです。

生活保護は、憲法25条の「生存権」で保障されている国民の権利です。

日本が民主国家であり、先進国である以上は当然の権利ですから、何も恥ずかしいことはありません。資産や自分の能力を活用しても最低限の生活が維持できないときには、国民は権利の行使として生活保護を利用できるのです。

そもそも消費税が導入されて以来、国に税金を払っていない人はいないはずですから、生活保護を受けることに罪悪感を抱く必要もないのです。

ひょっとしたら、そんな情報を流したら生活保護を受給したい人が増えて国の財政に影響してしまうという圧力がかかっていて、テレビ局が忖度しているのではないかと私は見ています。

生活保護バッシングは自爆行為

とにかく覚えておいていただきたいのは、私たちの住む日本という国は、税金を払っている以上は最低限の生活が保障される国だということです。

ですから、年金が少ない人は堂々と自治体に行って生活保護を申請したらいいのです。そうすれば、今困っている人ももう少しラクな暮らしができるはずですし、月に一回ぐらいは外食で美味しいものも食べられるはずです。

とにかく、困っているときは一人で何とかしようとせず、**周りの人に相談して、助けを求めること**。どんなことにも、何かしらの方法はあるはずです。

昔は、女性が困ったときに自治体の窓口に相談に行くと、担当者に「女性だったら稼ぐ手段はいくらでもあるでしょ」などと言われて対応してもらえなかったという話もよく聞きましたが、今はそんなことを言われたら、スマホの録音機能を使って「今の言葉、録音しましたよ」と言えばいいのです。このようなことはバレたらクビになりかねないので、今はそんなことを言う職員はほとんどいないようです。

一人ひとりが戦う方法を身につけておくことが肝心です。

生活保護の受給者を「怠けている」「ずるい」などと叩く人たちもそうです。「自分だけ国に食わせてもらうなんて、けしからん」という空気が広く醸成されていますが、誰しも明日以降も元気で働ける保証はありません。セーフティネットのお世話になる可能性はゼロではないのだから、生活保護受給者をバッシングする行為は、国民が自分たちの首を絞める愚行でしかありません。

生活保護を叩くくらいなら、国民の税金から政党助成金を受け取っておきながら政治資金パーティーで巨額の裏金をつくって税金を納めない政治家たちを叩いたほうが、よほど国益につながると思うのです。

第2章

食と習慣でときめく「生活レッスン」

性ホルモンの減少がもたらす影響

50代以降になると心身が大きく変化するため、自律神経が乱れ、日常的に不安を感じやすくなります。その結果、うつ病になる人も増えるわけですが、普段から物ごとの捉え方や考え方をうつになりにくいものへ変えていくと同時に、生活リズムや食事、運動など、うつ病になりにくい生活習慣を身につけることも重要です。

特に重要なのが、**ホルモンバランスを整えること**です。

序章でも触れましたが、性ホルモンは人間の精神状態に大きな影響を及ぼします。たとえば、女性の場合は、妊娠中や出産後、ホルモンの急激な変化や出産によるストレスや疲労によって、うつ的な症状が出やすくなる「産後うつ」になる人が一定数います。過度な落ち込みや不安、不眠、気力減退、興味や喜びを感じなくなるなどの症状が続き、母子のどちらにも深刻な影響を及ぼすことがあります。

また、40代、50代の更年期と言われる時期にもホルモンバランスが崩れて自律神経系の不調が起こり、疲労感や倦怠感、のぼせや冷え、多汗、動悸などのほか、頻尿や残尿感、肩こりや関節炎、血圧の乱高下《らんこうげ》をもたらすことがあります。

仕事や家事などの日常生活に支障をきたして、婦人科で更年期障害の診断を受ける人も少なくありません。

男性の場合、男性ホルモン（テストステロン）のピークは20代で、その後はゆるやかに減少し続け、70代以降になれば女性よりも分泌量が低くなります。

男性ホルモンは主に性機能を高める働きが有名ですが、それ以外にも、筋肉量を増やしたり、内臓脂肪が増えるのを抑えたり、動脈硬化を防ぐなど、さまざまな役割を担っています。ですから、加齢で男性ホルモンが減ってくると、体にさまざまな影響が出てきます。

たとえば、筋トレをしているのに最近は筋肉がつかなくなったと感じている人は、ホルモン値を調べてみてください。男性ホルモンの分泌が少ないと、いくらトレーニングをしても、これまでのようには筋肉を増やすことができません。

また、男性ホルモンは判断力や記憶力にも関係しており、男性ホルモンの分泌が減ると、もの忘れや集中力、記憶力の低下や意欲減退が見られることがあります。

男性も、特に50代以降は疲労感や不眠、頻尿、ほてり、発汗、めまい、耳鳴りなどの症状に加えて、不安やイライラ、抑うつ感、さらにＥＤ（勃起障害）などが現れることもあります。男性ホルモンが減ってくると、やる気や好奇心も減少してしまうのです。

こうした男性更年期障害（ＬＯＨ症候群）は、うつ病と症状がかなり似ています。

血液検査をしてホルモン値を測定すれば、うつ病なのか、ＬＯＨ症候群なのかがわかるのですが、どちらにしても男性ホルモンを加えると調子が良くなります。ＬＯＨ症候群もうつ病も男性ホルモンを足すと、意欲が出てきて症状が軽減する人が多いのです。

ですから、50代以降のうつ病の患者さんの場合は抗うつ薬だけでなく、ホルモン補充療法を加えたほうがいいケースも少なくありません。

男性ホルモンが多いほど社交的？

実は、男性ホルモンというのは男性だけのものではありません。若い頃は男性より圧倒的に量が少ないものの、女性の体にもあるのです。男性は主に精巣と副腎、女性は主に卵巣や副腎で分泌されています。

ただし女性の場合は、閉経して更年期が終わった後には男性ホルモンの分泌量が増えていき、むしろ70代以降は男性の分泌量を超えるほどになります。

女性が、更年期が終わった後に元気でアグレッシブになっていくのは、男性ホルモンが盛んに分泌されるようになるからです。

この男性ホルモンは人間の活動に大きな役割を担っています。

世界的な学術雑誌「Nature」に掲載された研究によると、女性に一定量のテストステロンを塗ることで、ボランティア活動や寄付への意欲が高まるという結果が出ています。男性ホルモン値が高く、また性欲の強い人のほうが、ボランティアや弱い立場の人を助ける気持ちが強いことがわかったのです。

また、男性ホルモンは社交性を高めます。年をとった後もいろいろな人と付き合ったり、仲間と頻繁に遊びに出かけたりする女性が多いようですが、年をとると男性ホルモンが増える女性ならではの姿だと言えます。

一方、男性は年をとるほど男性ホルモンが減少し、人付き合いも億劫になって家に引きこもりがちになる人が多くなります。

男性ホルモンが減少すると筋肉量が低下しますが、外出しなくなって活動量が減ると、さらに筋肉が落ちていきます。

また、人間関係も希薄になり、記憶力や判断力も低下するため、認知症のリスクも高くなります。
やはり、いつまでも元気で意欲的でいるためには**男性ホルモンが必要不可欠**なのです。特に50代以降の男性にとっては、男性ホルモンの量を維持することが若々しい後半生を迎えるカギになります。

男性ホルモンの多い人ほど公共心やボランティア精神、社交性、意欲、判断力などが高いということは、考えてみれば、政治家には男性ホルモンの多い人のほうが向いているということです。

確かに、明治維新の頃の政治家を考えてみると、女性関係には奔放な人が多かったけれども、この時期の日本は大きな変化を遂げ、近代立憲主義国家の仲間入りを果たしました。

特に、初代内閣総理大臣の伊藤博文は芸者遊びが大好きで、「掃いて捨てるほど女がいる」ことから「ほうき」というあだ名がつけられていたと言われています。女性問題に関しては今の時代では適切ではないのは当然ですが、明治維新後の日本を牽引し、近代日本の礎をつくった代表的な政治家ではあります。征韓論に反対して日韓併合にも慎重な意見を出し、弱者に優しい政治を行うほか、人にものをあげることが好きで使用人にも偉そうに振る舞うことが一切なかったため、周囲の人から非常に慕われていたらしい。こうしたエピソードも、伊藤の男性ホルモン値の高さを示唆しているのかもしれません。

ホルモン補充療法の効能

ところで、女性が更年期障害の診断を受けたときは、一般的には不足している女性ホルモン（エストロゲン）を補うホルモン補充療法を行います。

欧米では女性の半数が受けているほど一般的なホルモン補充療法ですが、日本ではまだその数は多くありません。ホルモン補充療法によって、乳がん発症のリスクを心配する人が多いからだと言われています。

しかし、最近の大規模調査では、ホルモン補充療法が乳がんのリスクを増加させることはないという報告が多数示されています。

2017年の日本産婦人科学会のガイドラインでも、新しいタイプの補充療法はむしろ大腸がんのリスクを下げるとしています。

また、ホルモン投与の前には検査で乳がんの有無を入念に調べ、投与後も定期的に検査を行いますから、むしろ定期的に検査を行うことで、がんによる死亡率が下がるとも言われています（ただし、乳がんの既往歴がある場合は治療を受けられないことがありますので、医療機関での確認が必要です）。

ホルモン補充療法で不足している女性ホルモンを補ってホルモンバランスを整えると、更年期の症状から解放されることも多く、若さと健康を保つこともできますから、辛い症状に悩んでいる人は婦人科で相談してみることをお勧めします。

一方、男性のLOH症候群でも、ホルモン補充療法に高い効果があります。注射や塗り薬などでテストステロンを補うことによって、更年期障害の症状を緩和させるのです。

日本では、主に泌尿器科や男性更年期外来、メンズヘルス外来などの医療機関でこの治療法を受けることができます。その場合も前立腺がんなどホルモン依存性のがんを患っている人は治療を受けられないといった禁忌項目があるため、医療機関での確認が必要です（基本的に、40歳以上で自覚症状がある場合は保険適用になりますが、日本ではホルモン補充療法を受ける人が少ないのが現状です）。

これといった自覚症状がなくても、アンチエイジングが目的で、自費診療でホルモン補充をする場合もあります。

私自身も、抗加齢医学の国際的権威であるクロード・ショーシャ博士の指導の下で男性ホルモン補充療法を行っていますが、ホルモン補充を経験した人の多くが「すぐに意欲が出てきた」「元気になった」「頭が冴えてきた気がする」といった即効性を認めています。サプリよりもはるかに効き目があります。

意欲が高まるだけでなく性欲が回復することも多いため、**男性ホルモン補充療法にはリピーターも多い**です。

意外に思われるかもしれませんが、この男性ホルモン療法は女性にも行われています。少量の男性ホルモンを足すことによって、女性にも意欲が出てきて元気になるのです。

実際に私のクリニックでも、男性ホルモン療法を行ったところ、バリバリ仕事ができるようになって喜んでいる女性の経営者やクリエイターの方もいます。

自費診療なので金額は安くありませんが、男女共に若々しく人生後半を過ごすための投資だと考えれば、検討の余地はあると思います。

50代からは積極的に肉食生活を

更年期障害と診断されたときは、このように不足している性ホルモンを補うホルモン補充治療を行います。更年期症状から解放され、若さと健康の両方を保つことができます。

しかし、医療機関でホルモン補充療法を受けない人でも、普段からホルモンバランスを整える生活を心がけることで心身を若々しく保つことができます。

意識してプラスしていきたいのが、**栄養、運動、ときめき（性的活動）**です。

年をとってくると食事の量が減って栄養が不足してきたり、男性ホルモンの分泌が減少したり、運動量も少なくなりがちですから、日常生活で補うことが重要です。

なかでも一番改善しやすいのが、食生活です。

脳内の神経伝達物質のセロトニンの不足がうつ症状を引き起こす要因と言われていますが、セロトニンは年齢を重ねるにつれて減少していくため、補う必要があります。

このセロトニンの材料となるのは「トリプトファン」と呼ばれる必須アミノ酸の一種です。「必須」というのは、体にとってなくてはならない大切な成分ということ。この必須アミノ酸は人間の体内でつくり出せないので、食べ物から補給するしかありませんが、トリプトファンの材料はタンパク質です。

ですから、タンパク質が豊富な食べ物を摂《と》る必要があります。

大豆やナッツもいいのですが、セロトニンを脳に運ぶ役割をしているのがコレステロールなので、タンパク質とコレステロールの両方が豊富な肉が最適なのです。

数あるタンパク質のなかでも、動物性タンパク質の宝庫である肉は男性ホルモンを活性化させ、人を行動的にする働きがあるため、50代以降は特に肉を積極的に食べることをお勧めします。

セロトニンは精神を安定させるため、肉食はストレスの緩和にも役立ちます。

また、年を重ねるごとに筋肉はどんどん落ちていき、いくら筋トレで鍛えても、一度落ちた筋肉は簡単にはもとに戻りません。タンパク質は筋肉や臓器、骨格などをつくる材料にもなりますから、特に50代以降は意識的に摂取したほうがいいのです。

その他にもタンパク質は免疫機能を維持する物質の材料にもなっており、不足すると免疫機能がどんどん衰えていきます。風邪をこじらせて肺炎で亡くなる高齢者が多いのは、タンパク質が不足しているために免疫機能が弱っている可能性があるからです。

健康な老後を送るためには、アミノ酸を多く含むタンパク質を摂取することが何より大事ですが、そのための理想的な食べ物が、肉なのです。

そういえば、100歳以上の高齢者を「百寿者」と呼びますが、百寿者には肉を好んで食べる人が多い傾向があります。

たとえば、105歳までご存命で100歳以降も医師として医療現場の最前線に立ち続けた日野原重明さんは肉が好きで、100歳以降も肉を食べ続けていたそうです。

冒険家でプロスキーヤーの三浦雄一郎さんも大の肉好きです。90代の現在も、よくステーキを食べていると言います。

その他にも、99歳までご存命だった作家の瀬戸内寂聴《じゃくちょう》さんも肉好きだったことが知られています。

私の知る長生きでパワフルな高齢者にも肉好きな人が多い傾向がありますが、若々しい体を維持するためにも、肉を食べてタンパク質の摂取を心がけることが大事です。

ホルモンを活性化させる食べ物は？

ただし、うつ症状が出ている人は食欲が落ちるだけでなく、肉類をあまり受け付けなくなることがあります。うつ病の患者さんのなかには、「肉なんてムリ、あっさりしたものしか食べられない」という人も多いです。

しかし、そのために余計うつ症状が進んでしまうこともあるのです。

ですから、うつ症状が出る前からしっかり肉類を摂っておいたほうがいいでしょう。

それでも、やはり肉が苦手という人や、もうすでにうつ症状が出ていて肉を食べられないという人は、動物性タンパク質の豊富な牛乳や卵でも構いません。

他にも、ホルモンを活性化させる食品はたくさんあります。

以下に少し列記しますので、なるべく積極的に食べることをお勧めします。

・**牡蠣**：男性ホルモンを合成するために必要な亜鉛を豊富に含んでおり、ホルモンバランスを整えます。

・**ナッツ類**：強い抗酸化作用があり、老化防止に効果があります。またホルモン分泌の指令を出す脳の視床下部の働きを良くするビタミンEを豊富に含むため、ホルモンバランスを整える働きもあります。うなぎの蒲焼きやオイルサーディンなどもビタミンEが豊富です。

・**ニンニク**：男性ホルモンの分泌を増やす働きが認められていますが、この作用はタンパク質と一緒に摂ることでさらに促進されて分泌量が増加するため、肉類と一緒に食べると効果倍増です。

・**アボカド**：ビタミンE、マグネシウム、カリウム、葉酸などを含み、男性ホルモンと女性ホルモンを両方とも活性化して、ホルモンバランスを維持する効果が期待されています。

・**玉ねぎ**：男性ホルモンを増やす作用があります。

・**大豆**：良質の植物性タンパク質を摂取できるだけでなく、脳内の神経伝達物質の原料となるレシチンを豊富に含むため、脳の働きを活性化する効果があります。大豆にはポリフェノールの一種である大豆イソフラボンが多く含まれていますが、これは女性ホルモンとよく似た働きをするとされ、高齢女性には特にお勧めです。

・**ザクロ**：女性の更年期障害の改善や動脈硬化、骨粗しょう症の予防にも一定の効果が見られます。

食事の際には、食べる順番も大事です。

ポイントは、**「タンパク質から食べる」**ことです。

始めに炭水化物を摂ると、血糖値が大きく上がってインスリンが大量分泌されます。血糖値が乱高下するため、内臓に負担を与えて細胞の炎症を起こして老化を促進してしまうのです。

ですから、まずは肉や魚、大豆製品などのタンパク質から先に食べて、その後に野菜、そしてご飯やパン、最後にデザートという流れにすると、血糖値の上昇が穏やかになり、内臓への負担が少なくなります。

「コレステロールは悪者」への反論

先ほどタンパク質とコレステロールの両方が豊富な肉食の良さに触れましたが、このコレステロールについてはかなり誤解されているようです。

コレステロールは人の体の脂質の一つで、ホルモンや細胞膜、胆汁酸などをつくる原料にもなっていますが、コレステロールの多い食品を食べるとメタボリックシンドローム（内臓脂肪症候群）になるとか、コレステロールが高いと心筋梗塞になりやすくなると思っている人も少なくありません。

確かに、コレステロール値の高い人のほうが心筋梗塞のような虚血性心疾患による死亡率は高くなりますが、日本では急性心筋梗塞で亡くなる人はがんで亡くなる人の12分の1程度しかいません。がんで亡くなる人のほうが圧倒的に多いのです。自殺で亡くなる人も、心筋梗塞で亡くなる人と大して変わりません。

そして、コレステロール値の高い人のほうが、がんやうつ病になりにくいことがわかっています。

コレステロール値を減らすと、体の免疫機能が低下して、がんを発症しやすくなります。またコレステロールは男性ホルモンの材料になるため、コレステロールを減らしてしまうと、男性ホルモンが不足してうつ病になりやすくなります。

ですから、中高年以降はむしろコレステロール値を下げないほうがいいのです。

アメリカではがんで亡くなる人と同じくらい心筋梗塞で亡くなる人がいるので、コレステロール値を減らしたほうがいいと言われるのもわかりますが、がんや自殺で亡くなる人が多い日本では、その説は通用しないということです。


食生活でも日米には大きな違いがあります。アメリカでは肉を大量に食べる人が多く、心筋梗塞で亡くなる人が多かったため、1980年代に「肉を食べすぎると体に良くない」というキャンペーンが展開され、1日当たり平均約300グラム食べていた肉を200グラムに減らそうという動きがありました。

しかし、その当時（1980年当時）の日本人の肉の平均摂取量は約68グラムでした。そもそも肉を食べる量が日米ではまったく違うのです。

結果的に虚血性心疾患が少ない日本では、わざわざコレステロール値を減らす意味はありません。むしろコレステロール値を減らせば、がんやうつ病の患者さんを増やしてしまうリスクがあるのです。

現在の日本人が1日に摂る肉の量は平均100グラム程度ですが、これ以上、その量を減らすことはありませんし、私はがん予防やうつ病予防のためには1日120〜150グラムくらいまでは増やしたほうがいいと考えています。

また、健康に関する学説は不変なものではなく、年々変わっていきますから、健康診断の数値を気にしすぎるのも、精神的に良くありません。

たとえば、コレステロールに関しても日本臨床検査標準協議会による見直しが行われ、2023年4月に基準値が変更されました。コレステロール値はそれまで「150〜219」が基準値とされていましたが、今では「142〜248」に増えています。

最近の学説では、コレステロールが250を超えると脳卒中や心筋梗塞のリスクが高まるものの、240ぐらいまではむしろ血管の弾力性を高めることがわかっています。

さらに、東京都小金井市の70歳以上の高齢者を対象にコレステロール値と死亡率の関係を調べたところ、もっとも長生きするのはコレステロール値が高めのグループだったという結果が出ています。

コレステロール値がやや高めの人のほうが長生きしやすいということです。

ちなみにコレステロールには、「善玉」と言われるHDLコレステロールと「悪玉」と言われるLDLコレステロールがあることはよく知られていますが、LDLコレステロールが悪玉と言われるのは、動脈硬化や心筋梗塞の要因になっているからです。

でも、実はがんやうつ病に罹《かか》りにくくしてくれるコレステロールも、むしろ悪玉と言われるLDLのほうなのです。善玉も悪玉も、人間の体にとっては重要な働きをしているということです。ですから私は、健康診断の数値を気にしすぎて、コレステロール値だけにピリピリするのは意味がないと考えています。

食生活で大事なことは、むやみに肉や脂肪を避けるのではなく、日頃からバランス良く肉や魚、野菜などから栄養を摂ることです。年をとったらなるべく肉を食べたほうがいいけれども、もちろん肉だけを食べていればいいということではありません。コレステロールも悪者扱いせず、**タンパク質を中心に広く栄養を摂ることが大事**だと考えています。

引き算ではなく足し算の医療を

コレステロール値だけでなく、血圧や血糖値などが高いために医師から薬が処方されて数値を下げるように言われている人も多いと思いますが、このように検査で異常値をあぶり出して薬で正常値に下げる治療は「引き算の治療」です。健康診断で異常値が出ると、

「塩分を控えなさい」

「脂っこいものは避けましょう」

「糖分も控えめに」
「運動して体重を減らしましょう」
などと医師は現状を変えて、多いと思われるものを「引く」ことを求めるのです。

しかし、私が健康を維持する上で重要視しているのは「足し算の治療」です。

これまでに30年以上、高齢者と向き合って診察を続け、アンチエイジング医療も行ってきた経験から、高齢者には数値にこだわる引き算的な治療ではなく、自分の体に不足しているものをどんどん足していく足し算の治療が重要だと考えているからです。

ある程度の年齢になったら、栄養は引いてはいけません。

年を重ねても若々しく健康的に生きるためには、不足している栄養を「足す」ことこそ大事なのです。

たとえば、ブドウ糖をエネルギーに変えるためのビタミンB_1が足りなくなると、摂取したカロリーをエネルギーとして活用できなくなります。すると、消費できなかったカロリーが脂肪として体に残り、基礎代謝が悪くなって老化が進んでしまいます。

また、肉類を食べないと、セロトニンが不足してホルモンが活性化しません。

タンパク質が不足すると、肌のハリや髪のこしが失われ、見た目の老化も進みます。

女性はカルシウムが足りなくなると、骨粗しょう症になる可能性も高くなります。

さらに、健康のために塩分を控えすぎるのも考えものです。

50代以降は腎臓がナトリウムを保つ機能が低下していくため、塩分が足りないと低ナトリウム血症に陥ることがあるからです。低ナトリウム血症は、最悪の場合、意識障害や痙攣《けいれん》に結びつくこともあります。こういうときに運動をしていると危険なのは、言うまでもありません。


このように、食事を制限すると体に必要な栄養素が不足して元気や活力が奪われ、免疫力にダメージを与えてしまうこともありますから、50代以上は栄養が「余っている害」よりも**「足りない害」のほうが大きい**のです。
年をとったら食べ物の品数を増やして、逆に足りないものを足していくほうが老化を防ぎます。これから老年期に向かう中高年も、不足している栄養をしっかり摂ることを考えましょう。

健康診断で血圧や血糖値に高い数値が出たときは、すなわち動脈硬化の危険因子ということにされますが、その場合もすぐに何かが起こるというわけではありません。そのまま動脈硬化が進んでいけば、20年後などのかなり先に脳梗塞や心筋梗塞になりかねないことが予測できるということです。
ですから、まだ先が長い中高年の場合は、医師から塩分や糖分の摂りすぎに注意したほうがいいと言われたら、多少は注意しておくのもいいでしょう。しかし、過剰に恐れることはありません。「コレステロール値が高いと心筋梗塞になる」とか「血圧が高いのを放っておいたら脳卒中になる」などと言う医師もいますが、ならない人もいるわけです。

健康診断で血圧や血糖値に高い数値が出たら、もしかしたら20年以内に脳梗塞や心筋梗塞になるかもしれないという自覚を持ち、そうなる前に脳ドックや心臓ドックを受ければいいということです。

もっとも短命なのは、やせている人

このように、栄養不足はうつ病を発症しやすくするだけでなく、免疫力を低下させて老化を進めるため、50代以降に「食べない式」のダイエットをするのは、お勧めできません。

今も健康診断でメタボ指導をしているところもあり、一般的にメタボになると心臓病や脳卒中になりやすく早死にしやすいなどと思われていますが、それは大きな間違いです。

宮城県で体型別の平均余命を調べた大規模な調査によると、「やせ」「普通」「太り気味」「肥満」の4つの体型のうち、もっとも平均余命が短かったのは男女共に「やせ」型の人たちだったのです（調査期間／1995年1月1日〜2006年12月31日）。

一方、もっとも平均余命が長かったのが「太り気味」の人でした。

次が「普通」で、その次が「肥満」です。そして「やせ」の人よりも「太り気味」の人のほうが、男性で約7年、女性で約6年、平均余命が長いのです。

「太り気味」というのはBMI値が25以上で30未満の人。一般的には「小太り」と言われる人です。

一般的にBMIの適正値は22と言われますが、世界中の多くの研究からも「一番長生きするのはBMI25以上の人」ということがわかっています。

もっとも寿命が短いやせ型の人は、小太りの人より6〜7歳も早く亡くなる。かなり衝撃的な結果ですが**「やせれば健康」という常識は間違っている**ということです。

中高年以上の人がダイエットを成功させたいなら、食べる量を減らすのではなく、少

体型別の男女平均余命

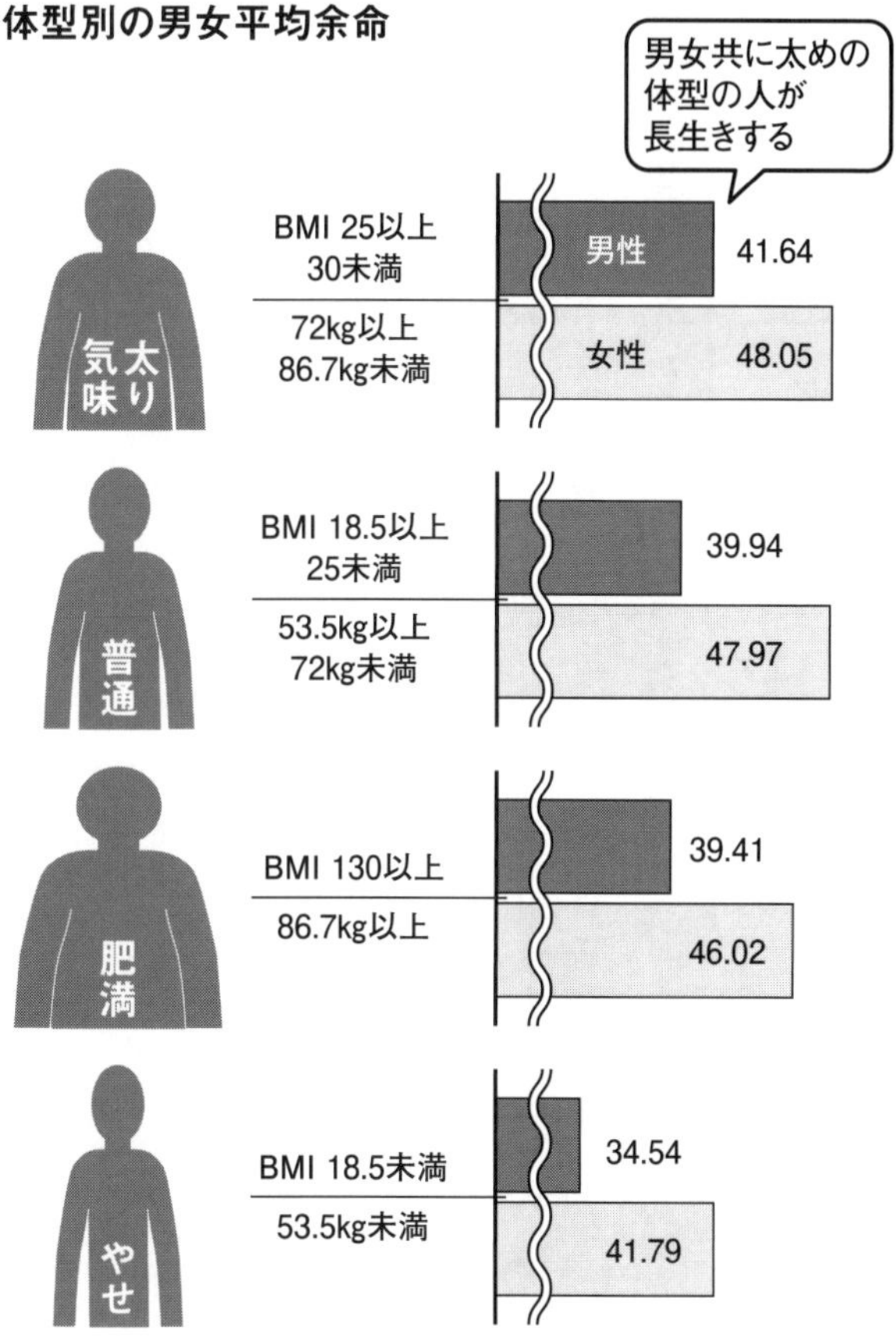

宮城県内の40歳以上の住民約５万人を対象にした12年間の調査に基づく。男女共に40歳時点、体重は身長170㎝の場合の比較。BMIの算出方法は、体重kg÷（身長m×身長m）。（出所：2009年「厚生労働省5万人調査」〈研究代表者・辻一郎東北大学大学院医学系研究科〉）

しずつでいいから、たくさんの種類のものをバランス良く食べることがとても重要です。

食べる量を減らすと基礎代謝が低下するだけでなく、ビタミンやミネラルなど、体に必要な栄養素まで減らしてしまうため、細胞が老化して、かえって太りやすい体質になってしまうのです。

特に、朝食をしっかり摂ることが大事です。

お昼まで何も食べずにいると、前日の夕食から血糖値が下がり続け、昼前には脳が飢餓状態に陥ります。その結果、脳の老化を進めるし、脳が働かなくなってしまいます。

やはり朝食はしっかり食べて、前頭葉を活性化させておきたいものです。

食事制限で老化が進む?

私は普段診ている患者さんにも食事制限は勧めていませんが、なるべくたくさんの種類を食べることを勧めています。摂取する食材の種類が減ると栄養バランスが偏ってしまうからです。

食欲が湧かないという人がいたら、まずは自分の食べられるもの、自分の好きなものを我慢せず食べることをお勧めしています。

今、脳が食べたいと思っているものに素直に応じて、**幸せを感じながら食を楽しむことが大事**だからです。

中高年以降になると、医師から食事制限を勧められている人も多いでしょう。

しかし先述の通り、少しくらいならまだしも、あまりに厳しい食事制限はむしろ健康を損ねることになりかねません。

なぜなら、食べたいものや好きなものを我慢する生活を続けていると、がんの発生を防ぐ「ナチュラルキラー細胞」の活性が落ちて間違いなく免疫力が低下するからです。

がんを引き起こす要因にはさまざまな説がありますが、毎日、体内に発生するがん細胞の素を撃退する上で免疫の力は欠かせませんから、やはりがんのリスクは高まります。

現在、日本国内でがんによって亡くなる人は年間約39万人で、日本人の死因のトップです。脳梗塞による死者数は6万人ちょっと（脳血管疾患の死者数は約11万人）ですから、がんで亡くなる人のほうが圧倒的に多いということを考えれば、我慢やストレスを溜める生活はなるべくやめたほうがいいということです。


また、免疫はうつ病などの精神疾患とも大きな関連性があります。

近年は、「精神神経免疫学」によって心と体の関連に対する理解が進んだ結果、うつ病などの精神神経疾患が免疫と深く関わっていることが知られるようになりました。

たとえば、体の免疫力が落ちているときには、うつ的な症状も出やすくなります。

風邪を引いて免疫力が落ちているときにやたらと人恋しくなったり、「もうこのまま治らないかもしれない」など根拠もない不安を感じたりした経験は誰にもあるのではないでしょうか。体の調子が悪くて免疫力が落ちているときには心の調子も悪くなり、心の調子が悪いときは、免疫力が落ちるため体の調子も悪くなるという相互作用が起きるのです。

また、男性ホルモンは脳の命令で分泌されますが、ストレスによって脳の機能が低下すれば、男性ホルモンの分泌も低下すると考えられています。

ですから、普段からなるべくストレスを感じないように生活することが大事です。

糖尿病が見つかったある知人は、医師や家族から好物をすべて止められ、味の薄いものを食べさせられているうちに、うつ病になってしまいました。

医者に言われたことを聞いて我慢ばかりしていると、むしろ免疫力が下がっていき、健康寿命を縮めることもあるということです。食への興味を放棄して食べる楽しさを抑えていると、老化も進んでいきます。

人間の命は限りあるものです。

自分の好きな食べ物を我慢して、薬ばかり飲んで苦しい思いをしているより、残りの人生をどれだけ充実させられるかが大切ではないでしょうか。

サプリを足して体を整える

老化の原因の一つに体の「酸化」がありますが、それを抑えるために「抗酸化作用」のある食べ物を積極的に摂ることが大事になってきます。

しかし、なかなかそれができないという人はサプリメントで補うことも必要です。サプリメントは医薬品ではありません。あえて分類するとしたら、ビタミンやミネラル、食物繊維などの栄養素や体に有効とされる物質を含む「健康食品」とされていて、病気を予防したり、健康を増進したりする働きがあります。

異常値を示した血圧や血糖値を正常値に下げればいいという医療は、人の活力を奪います。そうした医療はなるべく控えめにして、今より元気になることを目指すなら、老化を防ぐサプリを飲むのも一つの戦略です。

特に、中高年以降は体内で抗酸化物質をつくり出す能力が衰えていきますから、サプリを活用したほうがいいのです。
私自身も、先述のクロード・ショーシャ博士の指導でサプリメントを活用しています。普段からさまざまな食品で栄養を摂取するようにしていますが、それだけではなくて、尿検査や血液検査で自分に足りない要素を処方してもらい、今は1日20種類くらいのサプリを飲んでいます。そのせいか、毎日とても調子がいいです。

私の場合は、エネルギー産生に重要なカルニチンや、筋肉や神経の維持に効果のあるマグネシウム、免疫力を高めるビタミンB群、活性酸素を除去するコエンザイムQ10やアルファリポ酸やビタミンC、血行を促進して動脈硬化の予防効果がある葉酸やスーパーオメガ（EPA、DHA）、胃腸の働きを助けるグルタミン酸、塩分を排出して血圧を下げるカリウムなどをサプリで飲んでいます。

サプリを飲む際には、血液検査や尿検査を行って自分の体に足りない栄養を分析してもらい、自分の体に不足している栄養を選ぶのが理想ですが、そこまではできないという人のほうが多いと思います。

そこでショーシャ博士は、抗酸化作用の高い老化防止サプリとして、以下のものを推奨しています。

- ・ビタミンE（細胞が酸化するのを防ぐ）
- ・βカロテン・ビタミンA（発がん性物質を破壊する）
- ・セレン（強い抗酸化作用で活性酸素を除去し、老化を遅らせる助けをする）
- ・グリソディン（酸化ストレスから細胞を守って老化を防ぐ酵素を豊富に含む）

さらに、免疫力をアップして、男性ホルモンを増加させる働きのあるビタミンDもお勧めです。

欧米では若さや健康を保つためにサプリメントを飲む人はとても多いのですが、日本人にはサプリに抵抗がある人も少なくありません。

また、サプリよりも食品を食べるほうが栄養を吸収しやすいという理由で「栄養は食事で摂るのが一番」だと言う人もいますが、実際はサプリのほうが体内への吸収率がいいという説もあります。

少なくとも、何も摂取しないよりは摂取したほうがいいのは間違いありません。やはり外食が続いているとか、食べられないものが多くて食生活が偏っているなら、サプリで補うのは効果的です。

たとえば魚嫌いの人が我慢しながら魚を食べるとか、納豆が苦手な人が無理して納豆を食べるのは強いストレスになって、かえって健康を害してしまいます。それなら、サプリで手軽にＤＨＡやイソフラボンを摂ったほうが、はるかに体にいいと思います。

さらに、体の老化にともなって薬の種類が多くなると、多剤併用によって健康を害することも少なくありませんが、サプリは医薬品ではなく食品と同じ扱いですから、種類が多くても問題はありません。

そして、サプリを摂取しながら2週間から1カ月くらいは様子を見て、体の調子がいいか悪いかを自分で判断することが重要です。

基本的に体の調子が良く、自分に合うと思ったら続ければいいし、効果が感じられないのであればやめたらいいと思います。

たとえば「元気になった気がする」「疲れにくくなった」「肌の調子がいい」「便通が良くなった」など体調の変化を感じたら、効果があったということです。

でも、特に効果を感じられないとしたら、そのサプリを飲む必要がないか、体質に合っていないということです。体に害はまずありませんが、単にお金の無駄になってしまいますから、そのサプリはやめればいいのです。まずは気軽に試してみることが大事です。

サプリメントのアンチエイジング効果というのは、今より体が若返るというよりも、**今の若さをキープする**ことにあると思っています。私自身の実感としては、サプリメントを本格的に飲み始めた48歳頃から「老けた」「年をとった」などと感じることがなくなった気がします。もちろん万能というわけではありませんが、食事だけでは足りない栄養素が摂れ、若々しい心身を保つ手助けをしてくれるのがサプリです。

今の若さをキープするためにも、興味がある人はぜひ試してみてください。

「感情散歩」を日常に取り入れる

食生活以外に、うつ病対策や老化防止で大事になってくるのが、適度な運動や十分な睡眠、ストレスを溜めないことです。

特に、健康のために運動をしている人は少なくありませんが、定期的に体を動かすことによって酸素を多く含んだ血液が筋肉や臓器に供給されて全身の細胞を活性化させるため、生活習慣に運動を取り入れるのはお勧めです。

また、有酸素運動はホルモンの分泌を促してセロトニンの分泌を促進します。セロトニンが増えることによって、うつ病の症状が改善されるほか、不安を感じにくくなります。

しかし、激しい運動はむしろ体にとって害になりますから、注意が必要です。たとえば、呼吸が荒くなるような運動は心臓に大きな負担をかけるだけでなく、体内で活性酸素を大量につくり出します。活性酸素は老化や病気を引き起こす原因となりますので、若さをキープしたい場合は好ましくありません。

特に50代以降は、筋肉痛になるような運動や翌日に疲れが残るような運動はやめたほうがいいでしょう。それよりも、適度にできて長く続けられる運動がお勧めです。

たとえば、ウォーキングやジョギング、水中ウォーキング、水泳、サイクリング、太極拳、ヨガなど。バッティングセンターやゴルフの打ちっ放しでもいいのですが、とにかく自分の好きなスポーツや運動をすることが一番です。

今は筋肉を振動させる運動器具などもたくさんありますが、そういうものを使ってラクに運動するのもいいでしょう。私も使っています。

とにかく自分が無理なくできて、続けられることをやればいいのです。マインドフルネスもリラックス法もいろいろありますから、自分だったらどんなものが続けられそうかといろいろ試してみることです。

多くの人に私がもっともお勧めしているのは、散歩です。

それも、ウォーキングのようにストイックに歩くのではなく、散歩しながら同時にあれやこれやと周りを観察しながら歩く、「感情散歩」がいいのです。

高田純次さんが出演されている『じゅん散歩』（テレビ朝日系列）のように街中をぶらぶら歩きながら、気になるお店に入ってみたり、買い物をしてみたり。「お、この喫茶店、レトロでいい感じだな」とか「ここに新しいラーメン屋ができたのか」「行列ができているから、ちょっと覗いてみよう」などと新しい発見を楽しみながら、街をぶらぶら歩くのです。私はしょっちゅうそんな散歩をしながら、いろいろな街のラーメン屋さんに入って大好物のラーメンを食べています。こうして自分が楽しめる要素を加えて、**散歩と同時に脳と感情を刺激**しています。とにかく、食事も運動も持続可能なものにするのが肝心な点です。

通勤や移動の際に電車やバスを早めに降りて、1駅分を余計に歩いてみるなどもいいでしょう。毎日続ければ、1カ月後には立派な習慣になっていることでしょう。運動習慣がないのに、「とりあえずジムに入会したから行かなくてはいけない」という状況は、むしろストレスになりかねません。ストレスは免疫力の低下を招きますから、そんなに辛いことや苦しいことはしないほうがいいのです。

朝の日光がホルモンバランスを整える

十分な睡眠と規則正しい生活リズムを保つために大事なのは、太陽の光を存分に浴びることです。

特に大事なのは、朝から午前中にかけての日光です。

起きたらすぐにカーテンを開いて、朝日を体いっぱいに浴びましょう。

朝の日光を浴びることで**脳幹の縫線核《ほうせんかく》と言われる部分が活性化**し、セロトニンやメラトニンなどの分泌が促進され、神経伝達物質のバランスが良くなります。

うつ病対策にはセロトニンが重要な働きをすることは述べましたが、セロトニンが十分に供給されていれば、安定した精神状態で一日を過ごすことができます。


コロナ禍以降はテレワークの人も増えましたが、外出の機会が減ることで、体を動かさなくなる弊害のほか、太陽の光を浴びなくなる弊害も出ています。

ずっと家のなかでパソコンに向かっている人は、なるべく時々外に出て太陽の光を浴びましょう。時間がないときはベランダや庭に出て体をほぐすなどでも構いません。


また、日光を浴びることで生成されるメラトニンは、睡眠に深く関わっているホルモンですが、免疫力をアップして老化防止やうつ予防にも効果があると言われています。朝に太陽の光を浴びて脳をしっかり覚醒させることで、夜の睡眠の質を良くすることができます。

睡眠時間については「7時間睡眠がいい」といった説をよく聞きますが、これは誰にでも当てはまるものではありません。適切な睡眠時間には個人差がありますので、「○時間寝なければいけない」などと神経質になることもありません。

自分にとって無理がなく、ちょうどいいと感じられる睡眠時間を選ぶことが大事です。

「ときめき」を感じなくなったら老化の始まり

50代以降は、性的な関心ごとについて個人差が出てくる時期です。

性ホルモンの減少によって恋愛感情や性的好奇心が減ってくる人もいれば、まだまだ若々しく溌剌《はつらつ》としている人もいます。

たとえば職場に新しく人が入ってきたようなとき、以前であれば「どんな人だろう」

と気になっていたのに今ではまったく興味を感じなくなっているとしたら、男性ホルモンや女性ホルモンが減って、性欲や異性への関心が落ちているのかもしれません。

しかし、50代以降も若々しくいるためには恋愛への意欲や性欲も重要です。

いや、性欲までいかなくても、アイドルにときめくのでも、キャバクラなどで話の合う人に話を聞いてもらって嬉しく感じるのでもいいのです。

大事なことは、何歳になっても「ときめき」や「ドキドキ」という感覚を持ち続けることです。

女性も、「推し活」などといってアイドルやアーティストの追っかけをしたり、ジムのインストラクターにときめいたりすると、女性ホルモンが活性化されて肌のツヤが良くなることがあります。

こうしたときめきやドキドキ感は、性ホルモンの分泌を活発にしてくれるだけでなく、前頭葉にも強い刺激を与えて活性化を促します。

こうした話をすると、「いい年をして、ときめきだのドキドキだの、みっともない」「年甲斐もなく恥ずかしい」と眉をひそめる人がいます。

でも、これは若返りのために必要なことなのです。

夫婦の場合は、夫や妻が恋愛をするとなると夫婦関係にヒビが入りかねません。お互いにパートナーのいる人に浮気を勧めるのは問題がありますが、せめて配偶者が許してくれるような場所で若さを取り戻したいものです。キャバクラ通いや推し活などをしていると、積極的に外出したり、服装に気をつかったり、おしゃれになったり、話題が広がったりと、老化防止にも良いことばかりです。普段は付き合わないような世代の人との会話も前頭葉を刺激します。

いや、夫婦がお互いに自由になることを認め合えるなら、恋愛するのもいいでしょう。

お互いが自由になれば、改めて相手の良さも見えてくるかもしれません。

少なくとも、恋愛感情を抱くことで、男性には男性ホルモンが増えて若返ります。女性にはもっとメリットがあります。恋愛をすると女性ホルモンが増えるので、肌が若返ってきれいになりますし、骨粗しょう症になりにくくなります。さらに女性の場合は男性ホルモンも増えるので意欲が出てきてアクティブになり、人付き合いもますます積極的になっていくのです。


最近、私はいろいろなところで半分は冗談、半分本気で話しているのですが、中高年向けの「インテリ系ホストクラブ」をつくってはどうかと思っています。

今のホストクラブには押しの強い若いホストが多いそうですが、そうではなくて、40代、50代の大卒や大学院卒で知力の高い男性が話を聞いてくれるクラブです。

あるいは、「臨床心理士クラブ」もいいかもしれません。臨床心理士の資格を持っている男性がホストになって1時間3万円などで話し相手になってくれるクラブです。じっくり悩み相談に乗ってくれたり、恋愛ごっこのような関係を楽しめたりするクラブなら、日常のストレスを発散する場としても最適です。

臨床心理士の資格を持つ女性がホステスになって、客の悩みをじっくり聞いてくれるクラブもいいかもしれません。

とにかく、これから高齢者が増えれば増えるほど、**年をとってからときめきを感じられるような場が社会的に必要**になってきます。

「年をとったら枯れていくのが美しい」なんて、マスコミの大ウソです。

そんな意識は捨てて、男性も女性もどんどんときめくことが大事です。

もう一つおまけを。男性ホルモンを増やしたい場合は、「セックスミネラル」とも呼ばれる亜鉛が含まれている牡蠣やニンニクを積極的に食べるのもいいでしょう。118～119ページの食品群を再読してください。

「性的生活」を楽しもう

私から言わせれば、年をとったら、ときめきだけでなくて性的生活も必要です。性的な関心が強い人ほど健康寿命も延びるため、性規制はもっとゆるくしたほうがいいと考えています。

たとえばアメリカやヨーロッパの国々では表現の自由という観点からポルノグラフィーが解禁されていますが、先進国と呼ばれる国のうち、ポルノを解禁していないのは日本くらいです。

男性ホルモン補充療法以外で、男性ホルモンの分泌をもっとも早く促すのは、実はこうしたポルノの鑑賞です。

日本では高齢者がエロ動画やヌード写真などを見ていると眉をひそめられるような風潮がありますが、若返りという点から見れば、性をタブー視すべきではありません。高齢者の多い日本こそポルノを解禁したほうがいいのに、政治家の頭が固すぎるのは残念なことです。

日本とは違い、高齢者に対して思い切った策を取ったのが、北欧のスウェーデンとデンマークでした。

1960年代から現在の日本と同じように国民の高齢化に頭を悩ませていたスウェーデンとデンマークは、老人たちに活力を与えて若返らせるために、1970年前後からポルノを解禁し、ポルノ映画の上映を合法化したのです。スウェーデンは特に「性の先進国」と呼ばれますが、他にも非常にユニークな政策を行っていて国民の幸福度も高く、寝たきりの老人もほぼいないと言われています。

このような実質的な考え方を、日本の政治家も取り入れてほしいものです。

性的な気持ちを持つことは悪いことではありません。「こんな年なのに恥ずかしい」「情けない」などと考えて自分にブレーキをかけないことが、老け込まずに若々しくいるために必要なのです。

第3章

やってみなけりゃわからない「行動レッスン」

マインドリセットができるかどうか

第1章では思い込みと決めつけから脱け出す「思考レッスン」を、第2章では食と習慣を変える「生活レッスン」を見てきましたが、さらに50代以降に必要なのは、自分の行動を変えていくこと。何ごともやってみなければわからないという「行動レッスン」です。

40代後半や50代の人というのは、これまで「一生懸命に頑張れば、いい成果を上げることができる」と信じてやってきたと思います。

親も自分も高度成長を経験してきた世代としては、「頑張れば、なんとかなる」という信念のようなものもあったかもしれません。だから物価が上がって賃金が上がらなくても文句も言わず、長い不況を耐え忍んできたわけです。コロナ禍以降は発散する機会も減っていますが、それでもなんとか頑張ってきました。

しかし、これからの時代に人生の後半戦を迎えるにあたっては、発想の転換が必要になります。

そもそも小学生から中高年までの日本人がさんざん教え込まれてきたのは、「今、我慢すれば、将来にいいことがある」という概念でした。

でも、老後というのはそれが通用しなくなります。今、食べたいものを食べておかなければ、そのうち食べられなくなってしまうかもしれません。今、行きたいところに行っておかないと、いつ足腰が立たなくなるかわかりません。我慢していたら、もはや楽しむことができないのです。

そして、中高年の時期からアクティブに動いておかなければ、60代以降は老けこんでしまって充実した後半戦を送ることはできません。

「今、我慢すれば、将来にいいことがある」から、「将来より、今を楽しもう」へ。

今日よりも明日のほうが、確実に死ぬ確率が高くなります。つまり、今日が一番若いということです。

このマインドリセットができるかどうかが、どんな後半戦を過ごせるかを決めると言ってもいいのです。

一般的に、年齢を重ねれば重ねるほど新しく何かを始めることや何かを変えること、ましてや失敗することを避けるようになります。早い人では前頭葉が40代から萎縮が目立ってきますが、その影響で意欲や好奇心が減退していくのです。

しかし、今や人生100年時代です。残りの長い人生を惰性で過ごすのは、あまりに退屈であるばかりか、脳も衰えてしまいます。

今の50代には、ぜひ人生の後半戦も新しいことにチャレンジするという実験精神で、元気に過ごしてほしいものです。

シニア世代の入り口に立つ50代は、人生の後半戦に何をするのか、これからどう生きるのかを考えて準備しておきましょう。

「まずは、試してみよう」

行動する上で障壁になるのが、「どうせ、○○に決まっている」という決めつけです。

特にうつ病になりやすい思考パターンの人は「どうせうまくいかない」「こうなるに決まっている」と物ごとを決めつけがちですが、情報や社会情勢は刻々と変わっていきます。いろいろなことを決めつけていると、何も始まらないのです。

たとえば、好きな人と恋人になれるかどうかは、告白をしてみなければわかりません。もちろん告白して振られることもありますが、「実は、私も前から気になっていたの」という可能性だってゼロとは言えないわけです。

精神科医の森田正馬が創始した森田療法では、常に「やってみないとわからない」という考え方をしますが、やる前から答えが出ているものはないのだから、実際にいろいろ試してみて、その後で軌道修正していけばいいのです。

何ごとも試してみなければわからないのは、医学の世界でも同じです。

日本の医師というのは、たとえば血圧が高い人に対して「血圧を正常にすると長生きできる」と決めつけがちなところがあり、患者さんの個人差を考慮しない医師や、「この症状にはこの薬」が絶対的な正解だと信じている医師も少なくありません。

しかし、人によって身長や体重や年齢が違うように、本来は患者さんによって薬の適正量も効き方も違うのです。

特に私のような精神科では、患者さんの心理状態によって症状や不調の程度がまったく違いますから、「この症状には、この薬」という正解はありません。

この患者さんには今こんな症状が出ているから、この薬をこの分量で服用してもらったら効くかもしれないと考えて試してみますが、常に「効かなかったら教えてね」とか「気分が悪くなったら、薬を変えますよ」と付け加えています。

いろいろな薬と適正量を試していく作業を何回か繰り返すうちに、たいていはその人に効きやすい「当たり」が見つかるものです。

このように、患者さんが薬を飲んで良くなるかどうかはやってみないとわかりません。なかには血圧の薬を飲んだことが原因で頭がふらふらしてしまう人や、そのせいで転倒事故を起こしてしまう人もいますし、副作用で肝臓を悪くしてしまう人もいます。

やってみなければ答えが出ないのが科学ですが、やる前から答えが出ているのが宗教です。医師が「この薬を飲めば、患者は長生きできる」と信じて決めつけているとしたら、それはもはや医学という名の宗教でしかないのです。

そして「やってみなけりゃわからない」と柔軟に考えられる人は、「まずは、試してみよう」という発想につながっていきます。

どんな行動であれ、何かを試してみれば、恋人ができたり、何かの仕事に結びついたり、新しい趣味に目覚めたりと世界が広がっていき、楽しいことに出合える確率も上がっていきます。

うまくいかないかもしれませんが、何らかの成果を得られることもあります。食べログやミシュランは食べる前から答えを差し出してくれますが、やはり一番大事なのは自分で試してみることです。初めての扉を叩いてみれば、まずいラーメン屋に当たるかもしれないけれども、人生で一番美味しいラーメンが食べられるかもしれないのです。

いずれにしても、案ずるより産むが易し。

何ごとも自分で試してみることです。

この「やってみなければわからない」という発想を持つようになると、人生が楽しくなり、死ぬのがもったいないと思うようになります。生きていれば試し続けることができますが、死んでしまったらもう試してみることもできないのです。

「症状不問」の森田療法

行動するときは、初めはあまり無理をせず、今できることからやっていくことが大切です。

森田療法で重視しているのが、**「変えられるものから変えていく」**という意識です。

たとえば、顔が赤くなる「赤面症」は、対人関係の場面で強い不安が生じたときに緊張感から顔が赤くなり、それが不快感を与えていることに悩む社会不安障害の一種です。

この症状に悩んでいて精神科を訪れる人は一定数いるのですが、この人たちが何を一番気にしているのかというと、すぐに顔が赤くなる自分は「人からは好かれないはずだ」とか、「人から気持ち悪がられるのではないか」という不安をぬぐえないということです。それは、うまく人付き合いができないという悩みにもつながっています。

そこで、森田療法では、患者さんに「顔が赤くなるのは変えられなくても、人に挨拶《あいさつ》をするとか、笑顔をつくることはできますよね」というように、変えられるものから変えていくという話をします。

結局のところ、人から好かれるのなら、別に顔は赤いままでもいいわけです。世の中には顔が赤くても人に好かれている人はいるし、逆に顔が赤くなくても周りから嫌われている人はたくさんいます。だから顔が赤くなるのを治そうとするのではなくて、人に好かれる方法を考えればいいのです。

つまり、患者さんの症状の背後にある目的（人に好かれたい、うまく人と付き合いたいなど）がわかれば、それを叶えるための他の方法を考えて行動することができるということです。

そして森田療法の基本的な考え方は、「人は、症状を気にすればするほど、余計に症状が辛くなる」というもの。

だから森田は「症状不問」といって、症状についてあれこれ問うのではなく、その症状があっても生きていけるようにするためにどうすればいいかを治療の基本に置きました。その症状と寄り添いながら、患者さんの本来の目的を実現できるようにすることを目指したのです。

簡潔に言えば、自分に変えられないものは、悩んでも仕方がない。それよりも、自分に変えられるものを変える努力をしよう、ということです。


確かに、顔が赤くなるのは体質や生理現象によるものなので、治そうとして治るものではありません。

自分の顔が赤くなるのは抑えられないとしても、それを過剰に気にすることなく、「私は人前に出ると顔が赤くなってしまうことがあるんですけど、気にしないでくださいね」などと一言添えれば相手は納得しますし、その素直さに好感を抱く人もいるはずです。それが「自分に変えられるものを変える努力」です。


森田は、自分で変えられないものの代表に「過去」と「人の気持ち」を挙げています。

養老孟司先生のベストセラー『バカの壁』（新潮新書）にも通じる考え方ですが、他人の気持ちは変えられないけれども、自分の行動は変えられるということです。

そして、その行動を好くか好かないかは相手次第です。

でも、少なくとも今の行動を変えていかないことには、その相手が今より好いてくれるかどうかはわかりません。「挨拶をしたほうがいい」とか「愛想を良くしたほうがいい」「なるべく笑顔でいたほうがいい」などは、相手がそれを好いてくれるかどうかはわからないものの、少しでも確率を上げることにつながる行為です。

何より、「こうなるに決まっている」とか「自分のことなんて、みんな嫌うに決まっている」なんていうことは絶対にありません。

大事なのは、過去より今です。

そして人を変えるより、まず自分の行動を変えること。

どんなものもやってみなければわからないのだから、「とりあえず、やってみようか」という発想が必要なのです。

「甘えていい」とコフートは言う

ハインツ・コフート（1913〜1981）は、周囲と良い人間関係を築くことで心が回復していくと説いた著名な精神科医ですが、コフートは、他人に頼ることや甘えることで人は生きやすくなると述べています。

その根底にあるのは、人間というのはそんなに強くもないし、立派でもないという考え方です。一人ひとりの能力には限界があるのだから、お互いに「依存」や「共感」をし合うことで、人は成長していけるのだと主張しました。そして、人間というのはそんなに悪いものではないのだから、素直に人に頼ったほうがいいと述べていますが、精神科医として非常に納得できる考え方です。

人に頼ることや助けを求めることは、場合によってはハードルが高いと感じるかもしれません。しかし、それができなければメンタル的にどんどん追い込まれ、うつ的になってしまいます。一人で鬱々と悩み、しまいには「これしかない」と心理的視野狭窄を起こして最悪の判断や行動をとってしまう人もいます。

「心が弱いから、うつになる」は間違った考え方だと先述しました。

一般的には、すぐ人に頼る人や泣きつく人は「弱い人」だと言われがちですが、本当は、困ったことがあったときに、勇気を持って自分の悩みを打ち明けられる人や、相手を信じて頼れる人、素直にSOSを出せる人のほうが「生き延びていける人」なのです。

実際、素直に泣きつける人は心の病になりにくいし、何かあればすぐにカウンセラーや医師に頼れる人は、最悪の事態までいくことはまずありません。

弱音は吐いていいし、男性も女性も、人に甘えたらいいのです。

一番怖いのは、我慢強い人や、自分の信念を固く持っている人、自分に自信のある人、そして他人に頼れない人です。

困ったときも人に頼れない人は、もっともうつ病になりやすい人と言えます。そして、何らかの苦境に立たされたときにも我慢に我慢を重ねて、ある日、ポキンと折れてしまう。結果的に自死を選んでしまうことがあるのです。

人間関係も、何度も試してみればいいのです。

苦しいな、困ったなというときに少し悩みを吐露してみて、相手がそれを受け入れてくれそうだったらもう少し甘えてもいいし、「自分で何とかしろよ」とか「俺にそんなに甘えられても困る」などと突き放されたら、「この人は、もともと友だちじゃなかったんだ」と割り切って距離を置けばいいだけの話です。

関西には「水臭い」という表現がありますが、甘えてこない人は水臭いわけです。「人に迷惑をかけてはいけない」とか「人を頼ってはいけない」「人に甘えてはいけない」という概念に縛られているのかもしれませんし、もしかしたら世間体や見栄などから、周りに弱みを見せられないと考えている人もいるかもしれません。

そういう人には、関西ではよく「なんで、そんなんなるまで言わへんねん！　水臭いやっちゃな〜」「一言ぐらい言えや、水臭い！」などとつっこみますが、そこには自分に心を開いてくれなかったというさみしさもあるはずです。

実際には、困っている相手が自分を頼ってくれたら嬉しいと感じることもありますし、相手が本当に困っているなら助けてやりたいと思う人もいます。相手が自分を頼りにして自分を信じてくれるなら、その気持ちに応えてあげなくては、と奮起する人も多いでしょう。

それなのに、「この人にこんな話をしたら、きっと迷惑だと思われる」「相手は嫌だと思うに決まっている」などと他人の気持ちを先回りして決めつけてしまうのは、むしろ失礼なことですよね。言ってみなければ相手がどう思うかはわかりませんから、自分から進んで「水臭く」なる必要はありません。まずは相手を信じて、話してみたらいいのです。

それに、人に自分の弱みを見せたら自分にとって必ず悪い結果になるとは限りません。お互いに強硬に主張し合えばケンカになってしまうような相手でも、こちらが本音を吐露することで「仕方ないな」と譲歩してくれることもあります。

強く主張することや、強い自分を見せることだけが戦略ではなく、上手な「負け方」や「頼り方」を知っている人のほうが、本当は強いのです。

恋愛もそうです。好きな人に思い切って告白してみたら、「私には恋人がいるから付き合えない」とか「友だちでいましょう」と断られるかもしれませんが、ストーカー行為や嫌がらせなどをしない限りは、人から好意を寄せられて嫌な気持ちになる人は少ないはずです。

もしかすると、相手もいつか今のパートナーと別れる日が来るかもしれませんし、自分に告白してくれた人のことが気になってくるかもしれません。恋人がいても、友だちのように一緒にご飯に行く程度のお付き合いはできるかもしれません。

とにかく何も行動しないよりは、何かしら行動したほうが、1パーセントでも可能性は芽生えるということです。

日本人にとって「人に迷惑をかけてはいけない」という考え方は一般的に美徳とされていますが、相手が迷惑に思うかどうかは試してみなければわかりません。それに、迷惑はお互いさまです。人間は助け合わずに生きていくことはできません。

何より、年をとってからは、そんなきれいごとは言っていられなくなります。

大事なことは、素直に人の助けを借りて、相手に感謝の気持ちを伝えること。

また、家族だけでなく、公共のサービスを利用するとか、いい道具があるなら利用する、なるべくラクができる方法を考えるなどのように、今のうちから世間体や見栄、プライドなどは捨てて「**人の力を借りる力**」を磨いておくことが重要です。

50歳を過ぎたら、友だちは数より質

友人も、50歳を過ぎたら「数」より「質」が大事です。

しかし「友だちが多いほうが人として優れている」という幻想は、定年退職してからも多くの人に染み付いているようです。いつも多くの仲間に囲まれていて、人脈が広い人が幸せな高齢者で、友人や仲間が少ない人は孤独な高齢者というイメージを持っている人も少なくありません。

でも実際には、友人や仲間の数は多くなくても、自分のやりたいことをやって楽しんでいる高齢者はたくさんいます。誰にも気兼ねせずに、自分の人生を楽しんでいる人です。こういう人はとても幸せそうです。

友人の数にこだわる人は、いまだに学校時代や会社時代の価値観に縛られているのかもしれませんが、何でも自由に話せて、楽しい付き合いができる友人が少数でもいるなら、それで十分です。そのほうが、友人の数や交際範囲の広さにこだわるより、はるかに気楽に生きていける気がします。

そもそも年を重ねるということは、死別も含めて周囲から友人がどんどん減っていくということです。高齢になれば、どうしても知人や友人の数や人脈が乏しくなっていき、いつかは孤独になります。

しかし、それまで自分のやりたいことをやってきた人のほうが、この**孤独がもたらす自由を楽しむことができる**はずです。その反対に、友人の数や人脈の広さを自慢にして生きてきたような人は、孤独はただ辛いものになり、楽しむことなんてできません。

ですから、「老いの思春期」と言える50代になったら、もう友だちの数自体はどうでもいいことだと割り切る意識改革が必要です。

本当に友だちだと思える人や、気の合う人と付き合っていければいい。それが人生の後半戦をより楽しく生きることにつながるはずです。

共感を覚える仲間がいるかどうか

ところで、「自己愛」というのは「自分が大事である」という心理全般のことですが、前述のコフートは、人の自己愛の満たされ方には3つの種類があると言いました。

一つは、人から褒めてもらうとか認めてもらうことによって自己愛を充たす「鏡自己対象転移」です。主に自分に注目してくれる親や養育者、つまり「鏡」のように自分を見てくれる存在が、その人の野心を育てます。

二つ目は、理想の対象を通して自己愛を充たす「理想化自己対象転移」です。「偉い先生に診てもらっているから、自分は大丈夫」というように、自分が理想とする対象者に自己愛が支えられると転移が生じ、「自分はこうなりたい」という道標ができるのです。

そして「鏡」でも「理想」でも満たされない自己愛を支えてくれるのが、3つ目の「双子自己対象」です。

たとえば、誰かに褒められても、それは真意ではないと感じたり、理想対象のそばにいても、その相手にひがんでしまったり、自分のマイナス部分が気になってしまったりすることがあります。それは、「鏡」も「理想」も所詮、自分とは違う人間だと感じてしまうからです。

そもそも人間には、「他人と同じでありたい」とか「この人と同じ人間と思いたい」という根源的な欲求があるとコフートは述べました。人には、何でも話せてお互いを理解し合えると感じ、「この人は自分と同じ人間だ」と心から実感できる相手が必要なのです。それが「双子自己対象」です。

気の置けない親友や、趣味を共有する仲間、自分と同じような立場に立っている人、同じような価値観を持っている人など、「この人と自分は同じ人間だ」と感じられる相手です。特にコフートは、共感を覚える仲間がいるかどうかが重要だと言っています。

「共感」というのは「同情」と似ているようで、違います。

同情も共感も、相手の感情を自分ごとのように追体験することですが、同情は、相手が悲しみや苦しみなどのネガティブな感情を抱えているときに使います。

そして、どちらかといえば相手より心理的に上の立場に立ち、相手を「かわいそうに」と労《いたわ》ってあげる感覚です。ですから、失業したときや失恋したときなど相手が困窮しているときには同情しますが、相手が昇進したときや素敵な恋人ができたときには同情するとは言いません。

一方、共感はもう少し広い意味で用います。

相手が辛い目に遭ったときは一緒に悲しみ、相手が理不尽な思いをしたときには一緒に怒って、その思いを共有します。それだけではなく、相手に喜ばしいことが起きたときに一緒に喜ぶのが共感です。本当に仲のいい友だちの場合は、たとえば相手が出世したり、恋人ができたりすると、こちらまで嬉しくなります。

ですから、**共感というのは、同情よりハイレベルな感情**と言えます。

辛い目に遭った人の話を同情しながら聞くのはそれほど難しくはありませんし、それほど仲のいい相手でなくてもできます。

でも、相手が幸せになったときに相手と同じように喜ぶのはそれほど簡単ではないし、本当に仲が良い相手でなければできません。仲が良いと思っていた相手に、出世した話をしたらひがまれたとか、恋人ができたら嫉妬されたということもあり得ます。

ですから、お互いに共感の感情を持てる相手というのは、とても貴重なのです。こういう存在を一人でも二人でもいいから、持つことが大事です。友人でもいいし、パートナーでも、同じ趣味を持つ仲間でもいいのですが、それが真に豊かな人間関係につながっていきます。

年齢を重ねた人にとって大事なことは、人間関係の量よりも質なのです。

50代以降は人間関係も変わる

また、人間関係も、40代後半くらいから60代にかけて大きく変わっていきます。

一般的に、40代後半くらいまでは会社のなかでも出世競争があり、同期に負けて悔しい思いを感じたり、劣等感を抱いたり、卑屈になったりする人もいるかもしれませんが、50代半ばを過ぎると出世競争も一段落して、不思議なことに、出世している同期を心から応援できるようになる人も少なくありません。

たとえば、50代半ばで同期が専務になったら、「おまえは同期のホープだ。俺たちの分まで頑張ってくれよ！」と素直に言えるようになるなど、相手が自分の競争相手ではなくなって、利害関係が絡むこともなくなると、純粋に同期を応援したい気持ちが芽生えてくることがあります。

他人と比較することなしに社会のなかで生きていくのはほぼ不可能ですし、人間的な成長に人との競争や自己研鑽は欠かせませんが、もう50歳を過ぎたら、もっと気楽に考えてもいいでしょう。

会社や社会の基準ではなく、自分の基準で生きていけばいいのです。

そして、自分が楽しめるもので共感を覚える仲間を見つけるのも、一つの生き方です。

肩書きや会社の力を気にせずに生きられるようになるのは、60代以降でしょう。60代までの人生では、会社組織の肩書きにとらわれた生き方をしている人も多いでしょう。「この人はあの大企業の部長なのか。大したものだ」「小さな会社の課長なら、自分のほうが上だ」などと、肩書きや会社名で他人と自分を比べて物ごとを捉える人も少なくありません。

でも、退職したらみんな一緒です。

仮に会社内で出世競争に勝ってきた人でも、役職定年を迎えた後は会社に残れなくなって系列の子会社へ出向する人も多くなります。ましてや定年退職後には、会社の肩書きはなくなるわけです。

退職してから何年も経っているのに「○○会社の元部長です」なんて自己紹介していたら、ただのイタい人になってしまいます。

それは医者でも同じです。どんなに有名な大学の医学部教授になれたとしても、定年を迎えたら、その座はなくなってしまいます。名誉教授の名刺を見せる人がいますが、これもまたイタい感じがついついしてしまいます。

退職後に何者でもない一人の人間になったとき、**自分に残るものは何か。**

50代以降はそこから始まる後半生を、楽しみながら味わい尽くせばいいのです。

アドラーの「共同体感覚」

コフートと同じように、他者との「共感」を重視したのが、『嫌われる勇気』(ダイヤモンド社)で一躍有名になった精神科医アルフレッド・アドラー(1870〜1937)です。

コフートが人間の弱さを肯定して、不安を感じている相手に寄り添おうとしたのに対し、人間の本質的な強さを信じたアドラーは、相手に困難を克服する力を与える「勇気づけ」を行いました。

このアドラーは、「仲間」についても興味深い説を唱えています。

アドラーは、私たちは「共同体感覚」の世界にいる限り、他人から嫌われる心配をしなくてもいいのだと主張したのです。

共同体感覚というのは日本では誤解されやすい言葉ですが、同調圧力の強いムラ社会に同調していくという意味ではありません。むしろ、周りに合わせなければいけないとか、周りに迷惑をかけてはいけないというのは、アドラーによると「他人の目の奴隷になっている」ことになります。

そうではなくて、このなかにいる自分も他人も同じ人間なのだから、**言いたいことを言っても排除されることはないという安心感**を持てるのが共同体感覚だと言うのです。

この共同体感覚を持っている人とは、自分のことは何でも受け入れてもらえるという安心感があり、お互いにどんなことを言っても糾弾されない人間関係があります。周囲が「仲間」なのだと感じられることが共同体の条件です。

大勢の人からどう言われようと、どう見られようと自分は自分だし、それを受け入れてくれる仲間が一人でもいるなら、それはあなたの共同体なのです。

40代後半くらいから、人は出世や競争という概念から徐々に自由になっていきます。そんな時期だからこそ、そろそろ損得勘定での人間関係からは卒業して、本当に仲間だと思える人を探したいものです。

アドラーは、共同体感覚を高めるためには、ありのままの自分を受け入れ、他人を信頼し、仲間に対して何らかの貢献をしようとすることが大事だと述べています。

ですから、「こんな自分には、どうせ仲間も友だちもできない」などと決めつけるのではなく、他人を信じて自分を受け入れてもらえる場所や仲間を探してみることです。行動する前から「どうせ仲間なんてできない」と決めつけていたら、何もできません。

また、損得勘定による人間関係で「この人の言うことを聞いていたら出世できる」とか「この人と付き合っていると人脈ができるはず」などと計算をする人もいますが、人間の計算ほどうまくいかないものはありません。

それよりも、純粋に「この人が好きだから付き合う」「面白いから一緒にいる」というほうがいいのです。なぜなら「この人と付き合っていたら、後でいいことがある」かどうかは誰にもわからないけれど、自分が今「この人と一緒にいると楽しい」のは確かなことだからです。

つまり、一番信じられるものは今なのです。

会社に使われずに、会社を使え

そもそも、世の中が自分の計算通りにいくはずだと思うような思い上がりは、早く捨てたほうがいいと思っています。

会社に対してもそうです。

右肩上がりの時代に一般的になった日本企業の終身雇用を信じて、長年、会社に真面目に尽くしてきた人が、50代を過ぎてから働きの割には給料が高すぎるという理由で「整理解雇（リストラ）」されるようになりました。

こういう人たちは20代の頃に「今、我慢してサービス残業していたら、40代や50代になったときにラクになるよ」と言われてきたわけです。

でも、その口約束は守られませんでした。そんなときにはストやデモをするのが世界の常識ですが、日本の労働者はストをすると会社が不利益を被《こうむ》るとか、他社に抜かれて業績が悪くなるなど、会社の心配をして親切にもやらないわけです。

その結果、会社はリストラを平気で行うようになり、社員の賃金は上がらないまま。今や日本人の平均賃金は先進国のなかで最下位グループです。

なんともひどい話ですが、しかし、そもそも終身雇用というのは法律で保護されている権利ではありません。

それなのに会社の上司や先輩の言うことをそのまま鵜呑みにして、若い頃からずっと理不尽な働き方を強要されてきたあげく、年をとったら解雇される人もいるわけです。

ですから私は、**50代以降はもっと打算的になったほうがいい**と思っています。

たとえば、会社は「月給を得るための場所」として割り切り、サービス残業などはなるべくやらない。社内の出世競争や人間関係とも距離を置く。一方、会社の外の取引先や提携先とは仲良くして、自分自身の近い将来の転職先や人脈を開拓するつもりで付き合う、などです。

こういうことを書くと、会社員としてのモラルに反するなどと反感を抱く人もいるかもしれませんが、会社側はこれまで巧妙に損得勘定で社員を縛り、いいように利用してきたわけです。長い会社員生活の最後くらい、人生の後半戦を有利にするために、多少はしたたかになって会社を逆に利用しても問題はないと思うのです。

50代からは、会社に使われる人生から脱け出して、会社をうまく使おう、ということです。

妻や夫が「かくあるべし思考」にとらわれていたら

50代から60代にかけては、妻や夫などのパートナーとの付き合い方についても再検討が必要な時期です。

子どものいる夫婦であれば、それまではある意味で子育てという共同作業をする同志でもありました。しかし子どもが独立し、自分たちも定年退職を迎えたら、今度は夫婦だけの生活が始まるのです。

二人だけになっても、心穏やかに結婚関係を続けていけるのかどうか、お互いがお互いの介護をする覚悟はあるのかなど、一度よく考えてみたほうがいいでしょう。

たとえば、夫や妻が「かくあるべし思考」にとらわれていて、こちらのやること為すことに何でも口を出してくるようなら、一緒に住むのは苦痛になってしまいます。しかも、これまで平日は会社に行っていた人がずっと家にいるようになったらと考えると、やり切れない思いになる人もいるかもしれません。

コフート的な考え方では、お互いが健全に依存できる関係であればいいのですが、そうではないときはどうしたらいいのでしょうか。

家庭の外で、他に依存できる人に頼るのも一つの方法です。

たとえば、小料理屋のおかみやバーのマスターなど、話を聞いてくれる人を探して別の甘えの対象を持つのもいいと思います。


しかし、それでもしんどいのであれば、子育てが終わったら別れるというのも一つの方法です。

婚姻関係では、一方だけが楽しんでいて、一方は苦しいとしか感じられないとしたら、そんな関係を無理して続ける必要はありません。

今や熟年離婚は珍しくなくなりましたし、男性も女性も、また高齢者でも、離婚後にパートナーが見つかる可能性は大いにありますから、お互いがそれぞれ次の道を見つけられるのなら、私はむしろ熟年離婚に肯定的です。

むしろ、お互いにいつまでも辛い婚姻生活を続けているより、もっと自分と合う相手と出会うことができれば、大きな幸せを感じることができるのです。

これまでは子どものために我慢してきた人も、人生の後半を幸せに過ごすためにはそれまでの価値観を変え、ありのままの自分の気持ちを大事にする必要があるのです。

さらに、**年をとると価値観が変わっていく**こともあります。

たとえば20代や30代などの若い頃は、男性なら女性のルックスや若さ、女性なら男性の高学歴や高収入などの条件で相手を選ぶ人も少なくありませんでした。

しかし50代以降になると、若さやルックスよりも、話が合うとか、一緒にいると楽しいと感じるとか、心から安心できる相手を選ぶようになる人が増えるのです。

私の医学部の同級生は2回離婚した後に、60歳くらいで高校時代の同級生と再々婚したそうです。二人で家に一緒にいるのがとても幸せだと話していました。

また60歳を過ぎてから、自分より4、5歳年上の女性と結婚して幸せを感じている知人もいます。

年をとってからは、地位や名誉、そしてルックスなどの表面的なものよりも、一緒に過ごしていて幸せだと思える人かどうかが重要です。私も、今では話の合う同世代のほうが一緒にいて安らげるだろうと感じています。

人生の後半戦を幸せに過ごすためには、心から自分を受け入れてくれる場所や人を探すことがもっとも大事なのです。

答えがいくつもあることを知るために

人生100年時代になり、「生涯学習」という言葉がメディアによく登場するようになりました。

確かに、「勉強は大学まで」という時代は終わりました。いくつになっても学ぶことは可能ですし、むしろ人工知能（AI）や技術が進化していくなかでは、数十年前に得た古い常識を振りかざすことの価値はほとんどなくなるでしょう。

中高年になると、学びの意味も変わってきます。

40代頃までは、「正解を探そうとして学ぶ」ことが多いと思います。学生時代に設問を解いてきたように、社会のなかのさまざまな問題にも一つの明快な答えを探そうとする人も少なくありません。

たとえば歴史問題であれば、「南京大虐殺」はあったのかなかったのか、さらにあったとしてどれくらいの規模だったのかなどを書籍やインターネットから答えを求める人もたくさんいますし、それを根拠にして激しく論じ合う人たちもいます。

しかし、一つの明快な答えを求めようとすると、それ以外の答えを受け入れることができなくなり、思考が固くなります。学ぶことによって、思い込みがさらに強くなってしまうのです。場合によっては、長い間自分が信じてきた説がある日突然、間違っていたと言われて、愕然とする可能性もあります。こうした人はうつ病になりやすい思考パターンを持っていると言えます。

40代からはこのように一つの答えを探すのではなく、**「答えがいくつもあることを知るために学ぶ」**ことが大切です。

たとえば、南京大虐殺に関しては「0人説」から「30万人説」までいろいろな説があり、それぞれにその根拠となる傍証のようなものがあります。いろいろな説を知っていたら、「あったか、なかったか」といった極端な二択で物ごとを考えることはなくなります。

また、仮に自分の信じていた説が間違っていたと言われても、それほどダメージを受けることはありません。「では、もう一度調べてみよう」とフレキシブルに気持ちを切り替えられます。「もしかしたら、その説も一理あるのかもしれない」と思える人は、知的な意味での成熟度が高いと言えるのです。

私自身も若い頃は一つの正解を求めて勉強していましたが、今は多様な答えがあるのを知っているため、さらにいろいろな人の考えを受け入れるために学んでいると自負しています。

精神科でたくさんの患者さんを診てきた私からすれば、常に「真実は一つ」ではありません。その人にとっての真実は、他の人にとっては真実ではないかもしれないし、そもそもどんなものにも答えが一つということはありません。答えそのものがない場合だってあるわけです。

「こうに決まっている」「これが正しい」を探すために学ぶのではなく、「こうかもしれない、ああかもしれない」を増やすために学ぶ。これは、大きな間違いを減らすためにも重要な姿勢です。

たとえば凶悪事件などが起こったとき、精神科医は「この犯人の心の病理はどんなものだったんでしょうか？」とメディアから聞かれることがあります。

ワイドショーなどでも、よくコメンテーターが犯人の心理状態を解説することがありますよね。犯人の通院歴や入院歴を見て「この人は○○病だ」とか「精神疾患がある」

とか言うわけです。ちょっと勉強した人だったら、「この人は発達障害の可能性がある」などと言うかもしれません。

しかし、そこで一つに決めつけるのは、はっきり言って素人です。本当のプロは一つどころか、10個くらいのさまざまな可能性を指摘できなくてはいけません。

患者さんを診るときも、「この人はどんな病気だろう?」と10個くらいの病気の可能性を考慮しながら何回か面接していくうちに、「これはないな」「やはりこっちかもしれない」などと絞りながら治療の筋道を立てていきます。その際、他の可能性をいくつも思いつくようでないと、見逃しや誤診のリスクが生まれるわけです。

この姿勢は、精神科医だけでなく、他の物ごとでも同じです。

「今年は日本株が上がる」と決めつけて全力で投資していたら大変な目に遭ってしまうかもしれません。上がる可能性が高くても、下がる可能性もありますから、投資先を分散しておくなど、リスク対策をしておく必要があります。

このやり方がダメだったら別のやり方があると思える人、いろいろなことに対して答えをたくさん持っている人のほうが、最後は負けないのです。

それに、答えをたくさん持っている人のほうが、話も面白いはずです。

一つの極論を語る人はYouTube的には受けるのかもしれませんが、普段のコミュニケーションでは違います。こちらが何か言ったら言下《げんか》に「それは違う」と否定され、自説を滔々《とうとう》とまくしたてられるとしたら、かなりストレスの大きな相手ですよね。

それよりも、こちらの考えを聞いて「それも面白い考え方だね。そういえば、確かこんな説もあるよ」と話を広げてくれる相手のほうが話も弾むはずです。

そもそも若い頃よく勉強していた人がそのままずっと賢いということもないし、その時代の「当たり前」も変わっていきます。常に学んでいなければ、時代についていけなくなりますから、学びもいろいろ試し続けることが大事なのです。

アウトプットが重要な50代

前頭葉の老化を予防するためには学び続けることが大切ですが、知識を詰め込む、つまりインプットするだけでは意味がありません。

自分のなかの知識や記憶、情報を外に出すことで前頭葉は活性化しますから、50代以降は「インプット」したことを「アウトプット」することが大事です。

たとえば、今はＳＮＳの時代ですから、気になったことがあればＸ（旧Twitter）で投げかけてみる、あるいはそれらを文章にまとめてブログやフェイスブックで紹介してみるのもいいと思います。同好の士や仲間と語り合うのもお勧めです。

そのためには、新聞を読んだり、テレビを見たり、人の話を聞いたりしたとき、その情報をそのまま鵜呑みにするのではなく、自分なりの考えや意見を持つ必要があります。今まで積み上げてきた知識を再構築しながら、自分なりの考えを練っていくのです。こうした創造のプロセスが前頭葉を鍛えます。

自分なりの主張をすれば誰かから反論が来ることもあるかもしれませんが、その反論にさらに反論を考えることも、前頭葉を鍛えることにつながります。

私自身も、ほぼ毎日ブログを更新していた時期がありました。

もちろん、私の主張が全員に受け入れられることはなかったし、ときには反論が来ることもありました。それでも、いつも読んでくださって何らかの反応をしてくれる方もいましたし、共感したというメッセージをいただけたときには、とても嬉しくなりました。

また、SNSでの発信は不特定多数の人に向けて公開されますから、「文章をどうまとめたら、読んでいる人にきちんと伝わるか」「興味を持ってもらうためには、どう書いたらいいか」と頭を捻《ひね》るはずです。それによって**前頭葉はさらに複雑に働き、脳全体の活性化**につながります。

日記を書くのもお勧めです。これは人に読ませるものではありませんが、立派なアウトプットです。

日記を書くためには、今日一日を振り返り、思い出す作業が必要です。誰と会ったか、何を話したか、どこに行ってどう思ったか、昼食に何を食べたか、どんな味がしたかなど、細かなことを思い出そうとする行為が記憶を引き出すトレーニングになり、脳の出力系が鍛えられるのです。

こうしたアウトプットの習慣は、40代、50代などなるべく若いうちに始めて、前頭葉を鍛えておくと、60代以降の後半生が大きく変わってきます。

ただし、何歳から始めても遅すぎるということはありませんから、無理をせず、ほんの数行でもいいので、まずは毎日続けてみることが肝要です。

新しい挑戦が脳を若くする

前頭葉の老化を予防するためには、いつもと同じことばかりしていないで、新しいことにチャレンジする姿勢も重要です。

いつも好んで聴く音楽は青春時代に聴いていた懐かしの歌ばかり、映画も映画館では見なくなり、動画配信サービスで昔の映画やドラマばかり見ているとしたら、それは脳の老化現象かもしれません。

50代以降は、特に意識して新しい曲を聴いたり歌ったり、映画館に行って新しい封切り映画を見たりする積極的な行動が必要です。こうした新しいチャレンジが前頭葉を活性化させます。それが意欲の向上につながり、脳の若さを保つことにつながります。

他にも、いつもと通勤経路を変えてみるとか、降りたことのない駅で降りてみる、普段は行かない店に入ってみるなどもいいですね。

話したことのない人と話をすることで、意外な発見をする可能性もあります。

料理も同じものばかりつくらず、新しいレシピに挑戦してみるのもいい。つくったことのない料理に挑戦したら失敗するかもしれませんが、多少の失敗なんて気にしないことです。こうした想定外のことが、脳の若さを保つのです。

私も**普段から意識して初めての体験をする**ようにしています。

新しく開店したラーメン店は必ずチェックします。味がいまいちだとガッカリすることもありますが、その発見だって私にとっては新しい経験です。

他にも散歩の途中に入ったことのない路地を通ってみるなど、ちょっとしたことですが、初めての体験を日々楽しんでいます。

年をとってからは意識して好奇心を刺激しておかないと、外出する機会もどんどん減っていきます。

特に定年後は社会的な肩書きがなくなると、自分は社会の役に立っていないと自信をなくしてしまう人も少なくありません。そういう人こそ新しいことに挑戦して、生きがいを見つけることが大事です。

興味があるなら、新しい習いごとを始めてみるのもいいでしょう。

気持ちがワクワクするものがあったら、まずは始めてみる。そして自分のできる範囲で続けてみることです。

定年してから何か始めようと思っていても、やってみてから自分に合わないと感じたり、すでにできている輪のなかに入れなかったりして、楽しめない可能性もあります。ですから、自分の好奇心を刺激してくれるものを探して、いろいろ試してみる助走期間が必要です。50代こそ、その助走を始めるのに最適な時期です。

定年後をスムーズに始めるためにも、ぜひ今から脳の老化予防を始めましょう。

終章

自分ならではの幸せをつかむ意識革命

エイジング・パラドックスは世界共通

アメリカのダートマス大学の経済学者デービッド・ブランチフラワー教授が、世界132カ国で「人生の幸福度と年齢」の関係について調査したところ、人生の幸福度は18歳から下がり始め、先進国で47・2歳、途上国で48・2歳でもっとも不幸になる傾向があることがわかりました。

その後はU字形を描いて上昇していき、もっとも幸福になるのは80代だと言います。高齢になると体力が低下して足腰も衰え、脳が老化していきますし、家族や友人との離別などさまざまな喪失も経験します。社会で活躍することも減っていきますから、幸せとは縁遠いのではないかと思われるかもしれませんが、意外にも老後に幸福度が上がっていくというのです。

この現象は「エイジング・パラドックス（加齢の逆説）」と呼ばれますが、面白いのはこれが世界共通の傾向であり、先進国や発展途上国といった社会の状況や人種とはまっ

幸福度はU字カーブになる

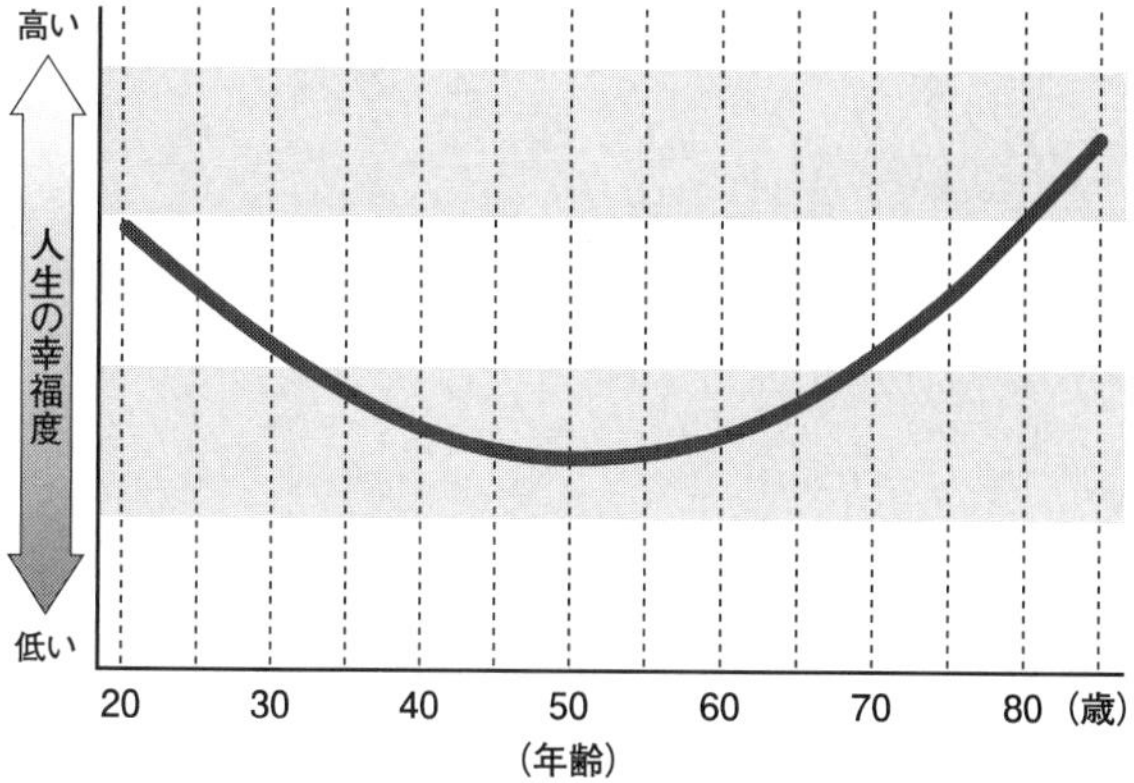

人生の幸福度は18歳から下がり始め、50歳前後でもっとも不幸になり、それから上昇していく傾向がある。（出所：ギャラップ世界調査／米国ブルッキングス研究所より。※年齢以外の要因を差し引いて調整したもの）

たく関係がないということです。

日本の場合、幸福度の底は49歳で、もっとも幸せな年齢は82歳以上というデータがあります。

ただし、幸福というのは主観的なものです。幸せになる条件が明確に決まっているわけではなく、お金に困っていても自分は幸せだと感じる人もいれば、どんなにお金があっても自分は幸せだと感じられない人もいるわけです。

ですから、80代の人が幸せを感じ

やすいのは、その頃になると周りが歩けない人ばかりになって、自分は歩けるだけで幸せだと思う人が多いためということもあると思います。

また、私は患者さんたちを診ていて「高齢になると薬が効きやすくなる」と感じていますが、これもひょっとしたら主観の差なのかもしれません。

高齢の患者さんというのは、薬を飲んで体が少しラクになっただけで「起き上がれて、行動できるようになった」と前進を感じるのに対し、40代や50代の人はつい最近までバリバリ仕事をしていたわけですから、そのときの自分と今の自分を比べてしまい、薬を飲んで多少良くなったところで「こんな状態ではまだ良くなっていない」と感じてしまうのかもしれません。

若い頃というのは、つい上を見てしまうものです。

もっとお金を稼ぎたい、もっと活躍したい、もっとモテたい、もっと筋肉をつけたい。

今よりも上に行くことしか考えていません。

しかし高齢になると、「体が動くだけマシ」とか「食べられるだけマシ」と、下を見られるようになってきます。

つまり、**「幸せの基準値」が低いほうが幸せになりやすい**ということです。

行動経済学の生みの親であるダニエル・カーネマン博士（1934～2024）は、心理学の知見を経済学に統合して、不確実性のもとでの人間の価値判断や意思決定を分析した人ですが、彼はこの「幸せの基準値」を「参照点」という言葉で表現し、「参照点の違いによって、人の価値判断は変化する」と言っています。

たとえば、1億円も持っているのに1000円損をしただけで不幸せな気持ちになる人がいる一方で、1000円しか持っていないのに、100円を拾っただけで幸せな気分になる人がいます。この人たちの何が違うのかというと、得と感じるか、損と感じるかの参照点（基準）が違うわけです。そして、参照点より上だと幸せになり、下だと不幸になるのです。

こんな例もあります。大企業の社長だった人が、入居金5億円の超高級老人ホームに入居したところ、毎日一流シェフのつくる5000円の料理が出てきたそうです。さらに、まるで高級ホテルのような豪華な内装で、スタッフもまるでホテルのコンシェルジュのような丁寧な対応をしてくれます。

しかし、現役時代に大勢の社員にペコペコされ、大金を払って銀座の高級寿司店やら高級料亭やら高級クラブに通っていた元社長からすれば、老人ホームの5000円の食事にはもの足りなさしか感じないそうです。

ホームのスタッフに丁寧に対応されても、「俺が社長の頃は、もっとたくさんの部下がいたのに……」と不満を感じてしまうわけです。現役で社長をしていた頃の満足感が、この人の参照点になっているからです。

このように、参照点が上がれば上がるほど目の前の現実に満足できなくなっていきます。つまり、参照点が上がるほど不幸になっていくとも言えます。

その反対に、若い頃からずっと貧乏で苦労していたある女性は、特別養護老人ホームに入居したとき、「毎日、おかずが3つもある食事が食べられるなんて」と感激していました。スタッフにも、「こんなに親切にしてもらえるなんて、ありがたい」と感謝しています。

参照点が低い人は目の前のものに価値を感じて、幸せを感じやすくなるのです。

人間というのは、常により良い環境を求めがちです。

その分、参照点もどんどん上がっていく傾向にありますが、普段からそれを自覚している人は多くありません。自分でも気づかないうちに、要求するものがどんどん高くなっていくのです。

ですから、参照点を低くしておくことが幸せな老後を送るコツなのですが、60代や70代になってそうしようと決めても、なかなか急に変えることはできません。

ですから、50代頃になったら、日頃から意識して参照点を低くすることを心がけると良いでしょう。

「もうそろそろ、上を目指さなくてもいいか」

「これくらいで満足しておこう」

「これだけできたんだから、まあ良しとしよう」

普段からこうした意識で過ごすことで、たとえできないことが生じてきても、自分を情けないと感じることもなくなるはずです。

また、生活のなかの小さな喜びや幸せを存分に味わって生きるのも大事です。

私たちは永遠に生きられるわけではないのだから、人生の後半は好きでもない人と一緒に過ごす時間や、無理をして楽しくないことをする時間はありません。

それより、好きな人と一緒に楽しい時間を過ごすとか、好きなラーメンを食べて「美味いなあ」としみじみ思う、そういう喜びを感じながら残された時間を幸せに生きることが大事だと思うのです。

目の前の幸せを享受せよ

今の40代後半や50代前半などの世代は「貧乏くじ世代」などとも呼ばれています。バブル崩壊後の就職氷河期に厳しい現実を目の当たりにし、その後の長い景気低迷によって給料はなかなか上がらず、常に人手不足で長時間労働は当たり前、これからの日本の先行きもどうなるかはわからない……。このように考えると悲観的になりますが、発想を変えてみれば、違う一面も見えてきます。

バブル時代に贅沢をしてきた世代には回転寿司に抵抗があるという人もいますが、今、50代以下の人はそんなことは言っていられなかったわけです。

逆に言えば、上のバブル世代に比べて、貧しくてもやっていけるメンタリティがあるということです。バブル世代よりも参照点が低い分、目の前の現実に価値を感じやすいとも言えるでしょう。

そもそも、今の日本はデフレ不況で大変だと一部で言われていますが、それも発想を転換してみましょう。

アメリカではラーメン1杯が日本円で3000円や4000円もするため、貧困層には食べられません。頑張って働いて高い賃金をもらっても、物価のほうが上がっているのです。貧富格差もますます進んでいます。つまり国民全体の参照点が上がっているのに、その参照点に到達できる人と、できない人がいるわけです。

一方、日本では寿司も焼肉もラーメンも安くて美味しいものが食べられますし、お金持ちが食べるラーメンと貧乏な人が食べるラーメンはだいたい同じです。コンビニや小売店でも安くて質のいいものが売られています。

私はまさにバブル時代に青春時代を過ごした世代ですから、学生時代にバイトで一生懸命お金を貯《た》めては、7万円もするアルマーニのジーパンを買っていたものです。高いとは思いつつ、当時は周りもだいたいそんな感じでしたし、私自身もそれがかっこいいと思って、多少なりとも無理をして大金をはたいていたわけです。ほろ苦くも懐かしい思い出です。しかし、今の若者世代にとっては「ふ～ん、そんな時代もあったのね」くらいのものでしょう。

それもこれも、この30年で日本の貨幣感覚が「より安く、もっと安く」へと突き進んだからです。あえて言えば、意識的に「貧乏な国」になったのです。

1990年代に世界2位だった1人当たりGDPは、2024年には37位まで落ち、韓国（36位）にも抜かれました。

しかし、それほど貧乏になっているのに日本では美味しいご飯が安く食べられて、安くて品質の良い製品が揃っています。街も比較的、安全です。

逆に言えば、日本は賃金が安くても何とかなっている国なのです。こんな安くて美味しいランチが食べられる国なんて、世界中を見渡しても他にはまずありません。

もちろん、本来は国民の平均賃金が上がって、みんなが豊かになっていくのが望ましいと思います。経済界には努力して実質賃金を上げてほしいし、そのためには賃上げ要求などの行動も必要だと思いますが、しかし日本が貧乏になったからといって、悲観的に捉えすぎるのも考えものです。

下ばかり向いていると、閉塞感がますます強くなってしまいます。

日本はダメだと嘆くよりも、日本の良いところを認めて、それを世界に向けて発信していけばいいのです。

「あの国は給料が高くて羨ましい」と、上ばかり見ていても、きりがありません。

また、下を見ていたら幸せかといえばそんなことはなく、「あいつより俺のほうがマシだ」とか「あの国に生まれなくて良かった」などと自分より下を見つけて溜飲を下げる行為は、自分のマインドをネガティブな方向に向かわせます。こうしたマインドでは、自分の人生を楽しくしていくことはできません。

大事なことは、他の人や国と比べるのではなく、目の前の幸せを享受することです。

回転寿司でトロを食べるときに、「ああ、これが『すきやばし次郎』のトロだったら……」なんて考えていたら、目の前のお寿司は味わえません。どの寿司店であれ、目の前の一皿を存分に味わうことです。「美味しいなあ！」と噛み締めることです。

それが**今の自分を大切にする**ということです。

先のことを必要以上に心配するな

目の前の幸せを享受するためには、先のことを心配しすぎるのも良くありません。

将来や老後の不安が大きい人もいますが、あまり先のことを考えていても、予想通りにいかないことはたくさんあります。

特に、今の日本人は先のことを心配しすぎる傾向がありますが、とにかくやる前から答えを出すのをやめて、「やってみなくてはわからない」実験思考で、いろいろなことに挑戦してみることが大事です。

いろいろやっていたら良くなっていく可能性はありますし、うまくいかなければ、他の方法を試してみればいいだけです。

日本の先行きが心配だからお金を貯めている人も多いと思いますが、本来、不景気の流れを変えるためには、みんなでお金を使うほうがいいのです。企業はもちろん、個人ももっとお金を使わなければ、日本はさらに貧しくなってしまいます。

私はよく70代や80代向けの本で、お金を使わずに貯め込んだ人が亡くなる前になって「もっとお金を使って楽しめば良かった」「あのとき、あんなにケチケチしなければ良かった」と後悔しているということを書いていますが、現実にそんな人はとても多いです。

40代や50代の人はまだ先が長いので将来の心配をする気持ちもわかりますが、ビジネスパーソンも、お金を使うことこそが最大の投資になります。お金を貯め込むより、今のうちからお金を使って、いろいろな経験をしておくことをお勧めします。

そもそも、世の中というのは不確定なものです。自分の思い通りにならないこともあるし、なることもあります。

森田療法の根底には、**「世の中は理屈通りにはならない」**という教えがありますが、実際その通りだと思います。

世の中や他人というのは自分の思い通りにはならないのだから、心配ばかりしていてもしょうがない。何ごともやってみなけりゃわからない。そんな気持ちで、いろいろな体験をして自分を磨いておくことが大事なのです。

心配と言えば、子どもの将来を心配する人も少なくありません。

昔の50代であれば子どもがすでに自立している家庭が多かったけれども、今は晩婚化や晩産化が進んでいるため、子どもが独立していない家庭も多いはずです。

しかし、そういう家庭でも過度に子どもの心配をするのは考えものです。

小さい子どもであれば親が面倒をきちんと見るのは当然ですが、10代、20代になったら、「子どもには子どもの人生がある」ということを念頭に置いて、過度に子どもに関わらないようにしたほうがいいのです。

親が子どもに構ってばかりいると、子どものほうもなかなか自立できませんから、子どもになるべく振り回されないようにするほうが、親も子も幸せになれるはずです。

相手に勝手な期待を抱かない

心配しすぎや過保護と同様に、「自分がこうすれば、相手はこうしてくれるはずだ」という勝手な期待を持つのもやめたほうがいいでしょう。

たとえば、「これまでさんざん面倒を見てやったんだから、老後は親の面倒を見てほしい」などと、親が子どもに甘い期待をかけるのも良くありません。

こうした期待をしても、たいていは裏切られたり、予想とは違う結果になったりしますから、余計な期待をするだけストレスの素になってしまいます。

子どものことは過度に心配せず、また子どもへの依存心も断ち切ること。
自立した大人に育てたいなら、子どもを信頼して、ある程度の距離を置くことです。

そもそも、黙っていても相手はこちらの気持ちを察して応えてくれるはず、というのは甘すぎる考え方です。

たとえば、恋人に尽くしたからといって相手がそれをありがたく思って愛してくれるかどうかはわかりません。相手は何とも思っていないかもしれないし、むしろ「何だか重いな」と思われているかもしれません。

相手が人であろうが、会社であろうが、政府であろうが「自分が〇〇したから、こうしてくれるはずだ」「〇〇したからこうなるはず」という期待は持たないほうがいいでしょう。明確な約束もしていないのに、勝手に期待して「裏切られた」は、通用しないのです。

しかし、もしも「今、自分はとても辛い」とか「助けてほしい」ということがあるなら、それはきちんと口に出して伝えるべきです。自分が苦しい、辛いということこそ、人に伝えなくてはいけない一番大切なことです。

それを聞けば、きちんと対応してくれる人はきっといるはずです。

一人ひとり違う人間なのですから、「向こうはこう思うに違いない」と頭のなかで考えていても意味はありません。まずは、**こちらからアウトプットしてみる**ことが重要です。

また、状況や時期が変われば相手も変わりますから、相手が昨日言っていたことと、今日言っていることが違う場合もあります。

たとえ誰かに「こんな人だと思わなかった」「がっかりした」と感じたとしても、それはこちらが勝手な期待を押し付けていたのかもしれません。そもそも自分の思う通りに相手が動くと思うこと自体が間違いで、そこで腹を立てても仕方がありません。

もしも「裏切られた」などと腹が立つことがあったら、それも素直に相手に伝えてみればいいのです。それで相手に思いが伝わることもあれば、こちらの思い違いだったとか、過剰な期待だったなとわかることもあります。少なくとも、一人で勝手に期待して勝手に怒っているよりは進展するはずです。

ただし、どんなことも一方が100パーセント悪いということは少ない、いえ、ないはずです。相手の言動を信じた自分が甘かったのかもしれないし、自分に都合の良いように解釈していたのかもしれません。それをはっきりさせるためにも、アウトプットすることが重要です。

ラクに、楽しく、幸せに

現代というのは情報が爆発的に増えており、私たち人間が得る知識も急増しています。たくさんある選択のなかから正解を探そうとしても、なかなか絞りきれません。それでも生きている限りは何かしらの決断を下さないといけないことがあります。

そんなときは、「どっちが自分にとって得か」「どれが自分にとって最適か」「どれが自分を幸せにするか」を考えて選ぶことをお勧めします。

特に、年をとればとるほど体力や気力や活力が落ちていきますから、人生の後半はなるべくラクな方法を選びたいものです。

時々「ラクをしよう」などと言うと「ズルい」と反発する人がいますが、ラクをしようと思うからこそ、人間は工夫するのです。どうしたら効率的に、得を取れるかを考えるようになります。そのために頭を使うのです。

しかし、ラクなどしないで人から指示された通りにやるべきだと考える人は、辛いことや大変なことも、真面目さや根性や努力で乗り越えようとします。

それがずっと続けられるならいいのですが、誰でも年をとったり、疲れが溜まってきたり、体力が衰えたりします。何かの病気になることもあります。そのように、それまでの生き方が不適応になったときにうつ病になってしまう人は少なくありません。本書で繰り返し述べてきた通りです。

特に今はＡＩが大きな進化を遂げていますが、「ＡＩに頼るなんて、仕事をサボっている」といった「かくあるべし思考」にとらわれていたら、これからは仕事のできない人になってしまいます。

たとえば、ビジネス文書の作成なら「ChatGPT」などの生成ＡＩに任せればあっという間に終えられるのに、自分で書かなければいけないと思い込んでいる人は、いつまでも長時間労働から脱け出すことができません。心身ともに疲弊するだけでなく、これからさらに変化していく時代についていけなくなります。

今後はさらにＡＩも進化していくはずですから、今のうちからなるべく多様なツールに触れておいたほうがいいし、新しい考えや知識を受け入れておいたほうがいいのです。

体力や気力や活力の落ちてきた中高年こそ、もっとラクに、楽しく、幸せに生きる方法を考えましょう。

「かくあるべし」にこだわるよりも、**ラクにできる方法があるなら、ラクな方法を取る**のが、これからの時代に必要な意識革命なのです。

人の根源的な欲求は「あるがままに生きる」

もっとラクな方法があるのにそれをやらないというのは、ある意味では人間にとって不自然な生き方と言えます。

それは森田療法の目標である「あるがままに生きる」とは、正反対の生き方です。

あるがままに生きるというのは、簡単に言えば「生の欲望」に素直に従って生きること。「人に好かれたい」とか「幸せになりたい」という、自然で根源的な欲望に従って生きることです。

しかし人間は成長するにつれて、周りからいろいろなことを言われているうちに、自分の根源的な欲望に素直になれなくなってしまいます。

「幸せになりたい」よりも、「いい大学に入りたい」「一流企業に入りたい」などといった手段のほうにこだわるようになっていくのです。

たとえば、精神科にはいろいろな患者さんがやってきて悩みを吐露していきますが、なかには「どうして自分はこんなに出世できないのか」と悩んでいる方もいます。

でも、「出世して何がしたいのですか？」と訊ねても、これといったものはないようです。

「金持ちになって自家用ジェットに乗りたい」でもいいし、「高いワインを飲みたい」でも「慈善事業をしたい」でもいいのですが、特にそういう欲望がないなら、そこまで思い詰める必要はないのではないかと思ってしまいます。

実際、投資でお金を増やすことぐらいしか趣味がない、と話す経営者やお金持ちも少なくありません。

ただし、出世することを「勝ち」と捉えて、そのために頑張る人もいます。肩書きが立派になり、社会的地位が高くなることで他の人に勝ったと思えるのかもしれません。

このように、常に人との勝ち負けで物ごとを捉えることを、心理学では「勝ち負け思考」と言うことがあります。

しかし、どんなに出世しても、退職後に肩書きや地位はなくなってしまうのです。

また、これまでどんなに「勝ち」の経験ばかりしてきた人でも、50代以降になれば「負け」を感じることが増えていくはずです。体の老いや脳の衰え、ホルモン量の低下などによってできないことも出てきますし、体も言うことをきかなくなってきます。

会社での肩書きやポジションも変わってきます。後輩や部下に業績を追い抜かれることもあるかもしれません。

ですから、常に人との勝ち負けを考えている人は、年をとればとるほど不幸せになっていくと言えるのです。

高齢者を専門とする医師として、私は日頃からいろいろな境遇の高齢者と接していますが、患者さんのなかには、社会的地位の高かった人や裕福な人でも、常にイライラしていて、ずっと不機嫌そうな顔をしている人がいます。
その反対に、それほど裕福ではなくても、いつもニコニコしていて、周りの人と楽しそうに日々を過ごしている人もいます。
そんな方々をたくさん診ているうち、私は「自分の人生を人との勝ち負けで判断しても、あまり意味はない」と考えるようになりました。

繰り返しますが所詮、人の幸せというのは主観的なものです。

つまり、**自分は幸せだと感じる人が幸せになれる**ということです。

多くの患者さんを診ていると、日々それを強く感じます。社会的地位や肩書きやお金や権力よりも、結局は周りの人と良い人間関係を築けているかどうか、毎日の暮らしのなかで自分らしく、あるがままに過ごせているかどうかのほうが、幸福な晩年のためにはよほど大切なことだと思うのです。

精神科医というのは、誰かをお金持ちにしたり、出世させたり、社会的地位を高めることはできません。

しかし少なくとも、その人の「ものの見方」や考え方を変えていくことで、主観的に幸せになってもらうことはできると私は信じています。

「かくあるべし」から脱け出して、「あるがまま」に生きられるかどうか。

人との勝ち負けではなく、主観的な幸せを感じられるかどうか。

こうした幸せを目的にする意識のアップグレードこそが、人生後半を成熟させるための道です。どうかそれを忘れずに、50代からの人生を有意義に、楽しく過ごしてほしいと願っています。

おわりに

本書に最後までお付き合いいただき、ありがとうございました。

長年、精神科医をやってきて、うつ病というのが人が考える以上に辛い病気だということを思い知らされました。

何を食べても味がしないような感じになって、食べる楽しみがなくなってしまい、また夜、せっかく眠りについても何度も目が覚め、その後、眠れなくなってしまう。風邪を引いたわけでもないのに、それと同じくらいだるい日が続き、それがいつ治るのかわからない。などなど、うつ病患者さんの訴えを聞いていると、その辛さは痛いほどわかりますし、大変、不謹慎な言い方ですが、自分は絶対になりたくないと痛感しました。

そのため、本書では、うつ病になったら、なるべく早めに医者に行くことをお勧めするとともに、どうやったらうつ病にならないで済むかを、私がこれまで学んできたことと自らの経験からなるべく具体的に書いてみたつもりです。

ということで、少しでもお役に立てることが著者としての願いです。

その上で、最後に、二つだけどうしても注意しておきたいことがあります。

一つは、この手の健康法や予防にまつわる知識というのは、知っているだけでは意味はなく、実際に試してみてほしい、実行に移してほしいということです。

本書でも、さんざん、「やってみないとわからない」ことを強調しましたが、やってみないと予防にならないのです。

もう一つは、日本人の読者の方は真面目な方が多いので、全部、実行しなければならないと思わなくていいということです。

森田療法の話でも話題にしましたが、やれることからやるのも、これからの生き方の基本となります。

これならできそうと思うことにまず手をつけてもらえれば、おそらく今よりメンタルがラクになったり、体調が良くなったりすることは十分にあり得ることです。そして、決して実行できない自分を責めないでください。うつ予防の本で、逆にうつ的な気分になったら元も子もありません。

試すということは、うまくいかないこともあるということでもあります。試してみて、義務感で辛くなったり、自分には合わないと思ったら、やめて別のことを試していただければ良いのです。

全部やらなければいけないという完全主義を脱却し、やれることからやるという行動パターンを修得し、試してみなければわからないという思考パターンを身につけられれば、それが立派な「うつよけ」になると思います。

とにかく、肩ひじ張った毎日を少しでも気楽に生きられたり、ものの見方をちょっとでも柔軟にできれば、十分うつの予防になりますし、人間的な成長につながると信じています。

また、ちょっと最近、気分が重いなと思うときに、読み返してみていただいても、とてもありがたいことですし、そのつもりで書いてみたところもあります。

少しでも、気楽で元気な一日につながれば著者として幸甚この上ありません。

末筆になりますが、本書の編集の労を取っていただいた朝日新書の大場葉子さんと真田晴美さんにはこの場を借りて深謝いたします。

2024年4月

和田秀樹

構成　真田晴美
図版作成　谷口正孝

和田秀樹 わだ・ひでき
1960年、大阪府生まれ。精神科医。立命館大学生命科学部特任教授。1985年、東京大学医学部卒業。長年にわたり高齢者医療の現場に携わっている。主な著書に、『感情的にならない本』（PHP文庫）、『70歳が老化の分かれ道』（詩想社新書）、『80歳の壁』（幻冬舎新書）、『プラグマティック精神療法のすすめ』（金剛出版）、『70代から「いいこと」ばかり起きる人』『自分が高齢になるということ』（共に朝日新書）、『疎外感の精神病理』（集英社新書）など多数。

朝日新書
960

50代《だい》うつよけレッスン

2024年6月30日第1刷発行

著　者　和田秀樹

発行者　宇都宮健太朗
カバーデザイン　アンスガー・フォルマー　田嶋佳子
印刷所　図書印刷株式会社
発行所　朝日新聞出版
〒104-8011　東京都中央区築地5-3-2
電話　03-5541-8832（編集）
　　　03-5540-7793（販売）

Published in Japan by Asahi Shimbun Publications Inc.
ISBN 978-4-02-295271-4
定価はカバーに表示してあります。

ブッダに学ぶ 老いと死

山折哲雄

俗人の私たちがブッダのように悟れるはずはない。しかし、紀元前500年ごろに80歳の高齢まで生きたブッダの人生、特に悟りを開く以前の「俗人ブッダの生き方」と「最晩年の姿」に長い老後を身軽に生きるヒントがある。坐る、歩く、そして断食往生まで、実践的な知恵を探る。

ハーバードが教える最高の長寿食

満尾 正

ハーバードで栄養学を学び、アンチエイジング・クリニックを開院する医師が教える、健康長寿を実現する食事術。正解は、1970年代の和食。和食は、青魚や緑の濃い野菜、みそや納豆などの発酵食品をバランスよく摂れる。毎日の食事から、健康診断の数値別の食養生まで伝授。

藤原道長と紫式部
「貴族道」と「女房」の平安王朝

関 幸彦

光源氏のモデルは道長なのか？ 紫式部の想い人は本当に道長なのか？ 摂関政治の最高権力者・道長と王朝文学の第一人者・紫式部を中心に日本史上最長400年の平安時代の真実に迫る！ NHK大河ドラマ「光る君へ」を読み解くための必読書。

沢田研二

中川右介

芸能界にデビューするや、沢田研二はたちまちスターに。だが、「時代の寵児」であり続けるためには、過酷な競争に生き残らなければならない。熾烈なヒットチャート争いと賞レースを、いかに制したか。ジュリーの闘いの全軌跡。圧巻の情報量で、歌謡曲黄金時代を描き切る。

オホーツク核要塞
歴史と衛星画像で読み解くロシアの極東軍事戦略

小泉 悠

超人気軍事研究家が、ロシアによる北方領土を含めたオホーツク海における軍事戦略を論じる。この地で進む原子力潜水艦配備の脅威を明らかにし、終わりの見えないウクライナ戦争との関連を指摘し、日本の安全保障政策はどうあるべきか提言する。

人類の終着点
戦争・AI・ヒューマニティの未来

エマニュエル・トッド
マルクス・ガブリエル
フランシス・フクヤマ ほか

各地で頻発する戦争により、世界は「暗い過去」へと逆戻りした。一方で、飛躍的な進化を遂げたAIは、ビッグテックという新たな権力者と結託し、自由社会を脅かす。今後の人類が直面する「歴史の新たな局面」を、世界最高の知性とともに予測する。

ルポ 出稼ぎ日本人風俗嬢

松岡かすみ

性風俗業で海外に出稼ぎに行く日本女性が増えている。本書は出稼ぎ女性たちの暮らしや仕事内容を徹底取材。なぜリスクを冒して海外で身体を売るのか。貧しくなったこの国で生きていくとはどういうことか。比類なきルポ。

パラサイト難婚社会

山田昌弘

個人化の時代における「結婚・未婚・離婚」は何を意味するか? 3組に1組が離婚し、60歳の3分の1がパートナーを持たず、男性の生涯未婚率が3割に届こうとする日本社会はどこへ向かうのか? 家族社会学の第一人者が課題に挑む、リアルな提言書。

財務3表一体理解法
「管理会計」編

國貞克則

「財務3表」の考え方で「管理会計」を読み解くと、どうなるか。原価計算や損益分岐などお馴染みの会計テーマが独特の視点で解説されていく。経営目線からの投資評価や事業再生の分析は「実践活用法」からほぼ踏襲。新しい「会計本」が誕生!

直観脳
脳科学がつきとめた「ひらめき」「判断力」の強化法

岩立康男

最新研究で、直観を導く脳の部位が明らかになった。優れた判断をしたいなら、「集中すること」は厳禁。直観力を高めるためには、むしろ意識を「分散」させることが重要となる。これまであいまいとされてきた直観のメカニズムを、脳の専門医が解説。直観を駆使し、「創造力」を発揮するための実践的な思考法も紹介する。

宇宙する頭脳
物理学者は世界をどう眺めているのか？

須藤　靖

宇宙物理学者、それは難解な謎に挑み続ける探求者である。奇人か変人か、しかしてその実態は。宇宙の外側には何があるか、並行宇宙はどこに存在するか？　答えのない謎に挑む彼らの頭の中から科学的なものの見方まで、物理学者のユニークな思考法を大公開！　筆者渾身の文末注も必読。

民主主義の危機
AI・戦争・災害・パンデミック——世界の知性が語る地球規模の未来予測

大野和基／聞き手・訳

中東での衝突やウクライナ戦争、ポピュリズムのさらなる台頭が世界各地に危機を拡散している。社会の変容は未来をどう変えるのか。今、最も注目される知性の言葉からヒントを探る。I・ブレマー、F・フクヤマ、J・ナイ、S・アイエンガー、D・アセモグルほか。

何が教師を壊すのか
追いつめられる先生たちのリアル

朝日新聞取材班

定額働かせ放題、精神疾患・過労死、人材使い捨て、クレーム対応……志望者大激減と著しい質の低下。追いつめられる教員の実態。先生たちのリアルな姿を描き話題の朝日新聞「いま先生は」を再構成・加筆して書籍化。

米番記者が見た大谷翔平
メジャー史上最高選手の実像

ディラン・ヘルナンデス
サム・ブラム
志村朋哉／聞き手・訳

本塁打王、2度目のMVPを獲得し、プロスポーツ史上最高額でロサンゼルス・ドジャースへの移籍が決まった大谷翔平。渡米以来、その進化の過程を見続けた米国のジャーナリストが語る「二刀流」のすごさとは。データ分析や取材を通して浮かび上がってきた独自の野球哲学、移籍後の展望など徹底解説する。

うさんくさい「啓発」の言葉
人〝財〟って誰のことですか？

神戸郁人

「人材→人財」など、ポジティブな響きを伴いつつ、時に働き手を過酷な競争へと駆り立てる言い換えの言葉。こうした〝啓発〟の言葉を最前線で活躍する識者は、どのように捉えているのか。そして、何がうさんくさいのか。堤未果、本田由紀、辻田真佐憲、三木那由他、今野晴貴の各氏が斬る。

朝日新書

ルポ　若者流出

朝日新聞「わたしが日本を出た理由」取材班

新しい職場や教育を求め日本を出て海外へ移住する人々の流れが止まらない。低賃金、パワハラ、日本型教育、男女格差、理解を得られぬ同性婚など、閉塞した日本を出て得たものとは。当事者たちの切実な声を徹底取材した、朝日新聞の大反響連載を書籍化。

エイジング革命
250歳まで人が生きる日

早野元詞

ヒトは老化をいかに超えるか？　ヒトの寿命はいかに延びるか？　「老いない未来」が現実化する今、エイジング・クロックやエイジング・ホールマークスといった「老化を科学する」視点をわかりやすく解説する。国内外で注目を集める気鋭の生物学者が導く、寿命の進化の最前線！

損保の闇　生保の裏
ドキュメント保険業界

柴田秀並

ビッグモーター問題、カルテル疑惑、悪質勧誘、レジェンド生保レディの不正、公平性を装った代理店の手数料稼ぎ……。噴出する保険業界の問題に向き合う金融庁は何を狙い、どう動くか。当局と業界の「暗闘」の舞台裏、生損保の内実に迫った渾身のドキュメント。